GROSSESSE

A - Z

Dictionnaire Espagnol - Français

Edita Ciglenečki

ISBN-13: 978-1984083418
ISBN-10: 1984083414

L'INTRODUCTION

Pratique et facile à consulter, ce dictionnaire espagnol-français propose plus de 2200 termes médicaux, couvrant l'essentiel de la pratique obstétricale: parties du corps humain; les symptômes et maladies; pharmacie; établissements médicaux, procédures et soins; examens médicaux, grossesse et obstétrique.

CONTENU

GROSSESSE

A - Z

Dictionnaire Espagnol - Français

Español	Français
A mediodía	À midi
Abajo	En bas (au-dessous)
Abdomen (panza)	Abdomen
Abdomen agudo	Abdomen aigu
Aborto espontáneo	Fausse couche
Aborto habitual	Avortement à répétition
Aborto inducido	Avortement
Abrasión (escoriación)	Écorchure
Abrir	Ouvrir
Absceso	Abcès
Absceso anal	Abcès anale
Abulia	Aboulie
Accidente	Accident
Accidente automovilístico (siniestro de tráfico)	Accident automobile (accident de la route)
Accidente de tráfico	Accident sur la voie publique
Accidente doméstico	Accident domestique
Accidente laboral	Accident du travail
Aceite de almendras dulces	Huile d'amande
Aceite de jojoba	Huile de jojoba
Aceite de ricino	Huile de ricin
Aceite esencial	Huile essentielle
Aceite mineral	Huile minérale
Acetábulo	Acetabulum
Acetilcolina	Acétylcholine
Ácido bórico	Acide borique
Ácido desoxirribonucleico	Acide désoxyribonucléique
Ácido gástrico	Acide gastrique
Ácido graso omega 3	Acides gras oméga-3
Ácido linoleico	Vitamine F (acide linoléique)
Ácido ribonucleico (ARN)	Acide ribonucléique (ARN)
Acidosis	Acidose
Acidosis metabólica	Acidose métabolique
Acné	Acné
Acné común (acne vulgaris)	Acné papulo-pustuleuse
Acrofobia (miedo a las alturas)	Acrophobie (peur des hauteurs)
Acropaquia (hipocratismo digital)	Hippocratisme digital (doigts en baguettes de tambour)
Adenohipófisis	Adénohypophyse
Adenopatía	Adénopathie
Adicción (dependencia)	Dépendance (addiction)
Adicción a las drogas (drogodependencia)	Toxicomanie
Adicción sexual	Sexualité compulsive
Administración de fármacos	Administration des médicaments
Adormecimiento de las extremidades	Engourdissements dans les membres (paresthésie)
Adrenalina	Adrénaline
Aerofobia (miedo a volar)	Aerophobie (peur de l'avion)
Aerosol	Aérosol
Afta (úlcera en la mucosa oral)	Aphte (ulcère de la muqueuse buccale)
Agarrotamiento	Raideur
Agenesia (ausencia de un órgano)	Agénésie
Agenesia renal	Agénésie rénale
Agente antiarrítmico	Agent antiarythmique
Agentes teratogénicos	Facteurs de risque de la grossesse
Aglutinina	Agglutinine
Aglutinógeno	Agglutinogène
Agua	Eau
Aguja	Aiguille
Ahogamiento	Noyade
Alarma	Alarme
Albinismo	Albinisme
Albúmina	Albumine
Albúmina en la sangre	Albumine dans le sang
Albuminuria	Albuminurie
Alcalosis	Alcalose
Alcalosis respiratoria	Alcalose respiratoire
Alcoholismo	Alcoolisme
Alcol	Alkohol
Aldosterona	Aldostérone
Aldosteronismo (hiperaldosteronismo)	Hyperaldostéronisme
Alergia	Allergie
Alergia a alimentos	Allergie alimentaire
Alergia al medicamento	Allergie aux médicaments
Algodón hidrófilo	Ouate (coton hydrophile)
Almacenaje	Stockage
Almohada	Oreiller
Almohada de posicionamiento	Coussin de positionnement

Español	Français
Almuerzo	Déjeuner
Alopecia	Alopécie
Alucinación	Hallucination
Alvéolo	Alvéole
Ambulancia	Ambulance
Amígdala	Tonsille
Aminoácido	Acide aminé
Aminofilina	Aminophylline
Amnesia	Amnésie
Amniocentesis	Amniocentèse
Amnioscopia	Amnioscopie
Amoníaco	Ammoniac
Ampicilina	Ampicilline
Ampolla	Phlyctène (ampoule, cloque)
Ampolla (callo)	Cor (cal)
Ampolla (recipiente)	Ampoule
Amputación	Amputation
Analgesia	Analgésie
Analgésico	Analgésique
Análisis de aglutinación	Test d'agglutination
Análisis de bilirrubina sérica	Diagnostic différentiel pour bilirubine sérique
Análisis de DNA	Analyse de l'ADN
Análisis del líquido cefalorraquídeo	Analyse du liquide céphalo-rachidien
Análisis químico de orina	Analyse chimique de l'urine
Análisis químico del jugo gástrico	Analyse chimique du suc gastrique
Anasarca	Oedème généralisé (anasarque)
Andador	Déambulateur (cadre de marche, gadot)
Anemia	Anémie
Anemia falciforme (anemia drepanocítica)	Drépanocytose (anémie à cellules falciformes)
Anemia ferropénica	Anémie ferriprive
Anemia hemolítica	Anémie hémolytique
Anemia hipocrómica	Anémie hypochrome
Anemia perniciosa	Anémie pernicieuse
Anencefalia	Anencéphalie
Anestesia	Anesthésie
Anestesia general	Anesthésie générale
Anestesia local	Anesthésie locale
Anestésico	Anesthésique
Aneurisma	Anévrisme (anévrysme)
Aneurisma cerebral	Anévrisme intra-crânien
Aneurisma congénito arterial de la base del cerebro	Anévrisme congénital de l'artère à la base du cerveau
Aneurisma de aorta	Anévrisme de l'aorte
Aneurisma de aorta abdominal	Anévrisme de l'aorte abdominale
Angina	Angine
Angina de pecho (angor, angor pectoris)	Angine de poitrine (angor)
Angioedema (edema de Quincke)	Oedème de Quincke (angio-oedème)
Angiografía	Angiographie
Angiografía cerebral	Angiographie cérébrale
Angiografía de sustracción digital	Angiographie numérique
Angiografía espinal	Angiographie spinale
Angiografía por catéter	Angiographie interventionnelle utilisant un cathéter
Angiografía pulmonar	Angiographie pulmonaire
Ano	Anus
Año	Année
Anochecer	Soir
Anomalías del desarrollo	Anomalies de développement
Anomalías fetales	Anomalies foetales
Anorexia	Anorexie
Anoscopía	Anuscopie
Anquilosis	Ankylose
Ansiedad	Anxiété
Antebrazo	Avant-bras
Antiácido	Antiacide
Antialérgico	Antiallergique
Antianémico	Médicament antianémique
Antibiograma	Antibiogramme
Antibiótico	Antibiotique
Anticoagulante	Anticoagulant
Anticonceptivo	Contraceptif
Anticonceptivo de emergenci (contracepción poscoital)	Pilule du lendemain (contraception postcoitale, contraception d'urgence)
Anticonvulsivo (antiepiléptico)	Antiépileptique (anticonvulsivant)
Antidepresivo	Antidépresseur
Antidiabético	Médicament antidiabétique

Antidiarréico	Médicament antidiarrhéique
Antídoto	Antidote
Antiemético	Antiémétique
Antígeno carcinoembrionario	Antigène carcinoembryonnaire (ACE)
Antígeno prostático específico	Antigène prostatique spécifique
Antihelmíntico	Antihelminthique
Antihipertensivo	Antihypertenseur
Antihistamínico	Antihistaminique
Antiinflamatorio (antiflogístico)	Anti-inflammatoire
Antiinflamatorio no esteroideo	Anti-inflammatoire non stéroïdien
Antimalárico	Antimalarique
Antimicótico (antifúngico)	Antimycosique
Antioxidante	Antioxydant
Antipirético	Antipyrétique
Antiprotozoario	Médicament antiprotozoal
Antipsicótico	Antipsychotique
Antireumático	Médicament antirhumatismal
Antiséptico	Antiseptique
Antiséptico de las vías urinarias	Antiseptique urinaire
Antisuero	Antisérum
Antitoxina	Antitoxine
Anuria (menos de 100ml de orina en 24h)	Anurie (volume urinaire < 100 ml par 24 heures)
Aorta	Aorte
Aorta abdominal	Aorte abdominale
Aorta torácica	Aorte thoracique
Aortografía	Aortographie
Aparato respiratorio	Appareil respiratoire
Apéndice vermiforme (apéndice cecal, apéndice)	Appendice iléo-caecal (appendice, appendice vermiforme)
Apendicitis aguda	Appendicite aiguë
Apetito	Appétit
Aplasia	Aplasie
Apnea del sueño	Apnée du sommeil
Aponeurosis	Aponévrose
Apoplejía (golpe apoplético)	Apoplexie (attaque d'apoplexie)
Apósito	Pansement
Aracnoides	Arachnoïde
Arador de la sarna (escabiosis)	Gale (mal de Sainte-Marie)
Ardor al orinar	Brûlures à la miction
Ardor de estómago (acidez, pirosis)	Brûlure de l'estomac (pyrosis)
Armario	Armoire
Arriba	En haut (au-dessus)
Arrítmia	Arythmie
Arrítmia cardíaca	Arythmie cardiaque
Arruga	Ride
Arteria	Artère
Arteria coronaria	Artère coronaire
Arteria pulmonar (tronco pulmonar, tronco de las pulmonares)	Artère pulmonaire
Arteriografía	Artériographie
Arteriola	Artériole
Arteriosclerosis	Artérosclérose
Articulación	Articulation
Articulación de la cadera	Hanche
Articulación del codo	Articulation oléacranienne
Articulación del hombro	Complexe articulaire de l'épaule
Artrodesis	Arthrodèse
Artrografía	Arthrographie
Artroscopia	Arthroscopie
Artrosis de tobillo	Arthrose de cheville
Asalto físico	Attaque physique
Ascitis	Ascite
Asfixia	Asphyxie
Asimetría del tamaño de las pupilas (anisocoria)	Différence de taille entres les pupilles (anisocorie)
Asistencia (cuidado)	Soins de santé
Asma	Asthme
Aspartato aminotransferasa (AST, transaminasa glutámico-oxalacética GOT)	Aspartate transaminase (SGOT)
Aspirador	Appareil à succion
Aspirador al vacío	Vacuum extractor
Aspirina	Aspirine
Astigmatismo	Astigmatisme
Astrocito	Astrocyte
Ataque	Attaque
Ataque de pánico	Crise de panique
Atención primaria de salud	Soins de santé primaire
Atonía	Atonie
Atragantamiento	Suffocation
Atresia anal	Atrésie anale
Atrofia	Atrophie
Atropina	Atropine

Audífono	Appareil acoustique
Audiometría	Audiométrie
Audiometría del habla	Audiométrie vocale
Aumento anormal de la necesidad de comer (polifagia)	Faim excessive (polyphagie)
Aumento anormal de la sed (polidipsia)	Soif excessive (polydipsie)
Aumento de la cáida del cabello	Perte de cheveux excessive
Aumento de la separación de los organos (hipertelorismo)	Élargissement de la distance des organes (hypertélorisme)
Aumento de volumen de los ganglios linfáticos (linfadenopatía)	Augmentation d'un ganglion lymphatique (lymphadénopathie)
Aumento del tamaño del hígado (hepatomegalia)	Augmentation du foie (hépatomégalie)
Aumento en la temperatura corporal	Élévation de la température du corps
Aurícula cardíaca (atrio)	Oreillette
Ausencia de la menstruación (amenorrea)	Absence des règles (aménorrhée)
Autismo	Autisme
Autolesión (automutilación)	Automutilation
Autopsia	Autopsie
Aversión por la comida	Aversion pour la nourriture
Avitaminosis	Avitaminose
Ayer	Hier
Azúcar en orina (glucosuria)	Sucre dans les urines (glycosurie)
Azufre	Soufre
Baby blues (leve depresión post parto)	Baby blues
Bacteria	Bacteria
Bacteriemia (bacteremia)	Bactériémie
Bacteriuria	Bactériurie
Bajo volumen de semen (oligospermia)	Présence de spermatozoïdes en quantité faible (oligospermie)
Balanza	Balance
Bálsamo de labios	Tube de soin pour lèvres
Banco de semen	Banque du sperme
Barbilla (mentón)	Menton
Barbitúrico	Barbiturique
Barotraumatismo (barotrauma)	Barotraumatisme
Base del cráneo	Base du crâne
Basófilo	Granulocyte basophile
Bazo	Rate
Biligrafia intravenosa	Biligraphie intraveineuse
Bilirrubina	Bilirubine
Bilis	Bile
Biopsia	Biopsie
Biopsia cerebral	Biopsie d'un ventricule cérébral
Biopsia de ganglio linfático	Biopsie du ganglion lymphatoque
Biopsia de médula ósea	Biopsie ostéomédullaire
Biopsia de piel	Biopsie de peau
Biopsia de tiroides	Biopsie thyroïdienne
Biopsia endometrial	Biopsie endométriale
Biopsia estereotáctica	Biopsie stéréotaxique
Biopsia hepática	Biopsie du foie
Biopsia pleural	Biopsie pleurale
Biopsia renal	Biopsie rénale
Blastocisto	Blastocyste
Bloqueo auriculoventricular	Bloc auriculo-ventriculaire
Bloqueo de rama	Bloc de branche
Bloqueo trifascicular	Bloc trifasciculaire
Boca	Bouche
Bocio (coto)	Goitre
Bocio nodular	Goitre multinodulaire
Bolsa Ambú de ventilación manual	Respirateur manuel type Ambu
Bolsa de agua caliente (guatero)	Bouillotte
Bostezo	Bâillement
Botiquín de primeros auxilios	Trousse de secours
Brazo	Bras
Broncodilatador	Bronchodilatateur
Broncoespasmo	Bronchospasme
Broncografía	Bronchographie
Broncoscopia	Bronchoscopie
Bronquio	Bronche
Bronquiolo	Bronchiole

Bulbo raquídeo (médula oblongada, miencéfalo)	Moelle allongée (medulla oblongata, bulbe rachidien, myélencéphale)	**Cambios en la sensibilidad olfatoria**	Changements des sensations olfactives
Bulimia	Boulimie	**Cambios en la sensibilidad táctil**	Changements des sensations tactiles
Bursa (bolsa sinovial)	Bourse séreuse	**Cambios en la voz**	Changements de voix
By-pass	Pontage	**Cambios en los lunares**	Changements dans les grains de beauté
CA 19-9 (antígeno carbohidrato 19-9)	Antigène de cancer CA 19-9 (antigène d'hydrate de carbone)	**Cambios psíquicos**	Changements psychiques
Cabello	Cheveu	**Camilla**	Chariot
Cabeza	Tête	**Camilla enrollable**	Civière
Cadáver	Cadavre	**Camisón**	Chemise de nuit
Cafeína	Caféine	**Campamento para refugiados**	Camp de réfugiés
Caída	Chute	**Campimetría (perimetría)**	Périmétrie
Caída de la presión arterial	Pression artérielle effondrée	**Canal de Schlemm**	Canal de Schlemm
Caja torácica	Cage thoracique	**Canal del parto**	Canal utérin
Calambres nocturnos en las piernas	Crampes nocturnes des jambes	**Candidiasis**	Candidiase
		Candidiasis oral (muguet oral)	Candidose orale
Calavera (cráneo)	Crâne	**Canino (diente colmillo)**	Canine
Calcáneo	Calcanéus (calcanéum)	**Cannabis medicinal**	Cannabis médical
Calcificación	Calcification	**Cansancio (fatiga, letargo, astenia)**	Fatigue (affaiblissement)
Calcio	Calcium		
Calcitonina	Calcitonine	**Cantidad excesiva de glucosa en la sangre (hiperglucemia, hiperglicemia)**	Taux de sucre dans le sang élevé (hyperglycémie)
Cálculo biliar (litiasis biliar)	Calcul biliaire (cholélithiase)		
Cálculo en el tracto urinario (urolitiasis)	Calcul urinaire (urolithiase)		
Cálculo en el uréter (ureterolitiasis)	Calcul dans l'uretère	**Cánula**	Canule
		Cánula nasal	Canule nasale
Calendario de vacunación	Calendrier des vaccinations	**Cánula orofaríngea (tubo de Mayo, cánula de Guédel)**	Canule de Guedel
Callosidad (callo)	Callosité		
Cama	Lit	**Capacidad de movimiento**	Capacité de mouvement
Cambiarse	Se changer		
Cambios de personalidad	Changements de personnalité	**Capilar**	Capillaire
		Cápsula	Gélule
Cambios en el apetito	Changements d'appétit	**Cápsula articular**	Capsule articulaire
		Captación tiroidea de 131yodo	Fixation thyroïdienne de l'iode 131
Cambios en el color de la piel	Changements de couleur de la peau		
Cambios en la conciencia	Changements de conscience	**Cara (faz)**	Visage
		Carbohidrato	Hidrate de carbone (glucide)
Cambios en la forma de los huesos	Changements dans la forme des os	**Carbón activado**	Charbon actif
Cambios en la membrana mucosa	Changement de la muqueuse	**Carcinoma de endometrio**	Carcinome de l'endomètre
Cambios en la sensación de sabores	Changements de sensation de goût	**Carcinoma embrional**	Carcinome embryonnaire

Español	Français
Cardiopatía congénita	Cardiopathie congénitale
Cardiotocografía	Cardiotocographie
Cardiotónico	Médicament cardiotonique
Carencia de vitamina	Carence en vitamine
Carencia de vitamina A	Carence en vitamine A
Carencia de vitamina B1	Carence en vitamine B1
Carencia de vitamina B12	Carence en vitamine B12
Carencia de vitamina B2	Carence en vitamine B2
Carencia de vitamina B3	Carence en vitamine B3
Carencia de vitamina C	Carence en vitamine C
Carencia de vitamina D	Carence en vitamine D
Carencia de vitamina K	Carence en vitamine K
Caries	Carie dentaire
Cariotipo	Caryotype
Carpo	Carpe
Cartílago	Cartilage
Cartílago articular	Cartilage articulaire
Cartílago circoides	Cartilage cricoïde
Caspa	Pellicule
Catecolamina	Catécholamine
Catéter	Cathéter
Catéter de succión	Cathéter à succion
Catéter urinario	Cathéter urologique
Cateterismo cardíaco	Cathétérisme cardiaque
Catorce	Quatorze
Causa de muerte	Cause de la mort
Cauterización	Cautérisation
Cavidad bucal (cavidad oral)	Cavité buccale
Cavidad timpánica	Cavité tympanique
Cefalea tensional	Céphalée de tension
Cefalocele	Céphalocèle
Cefalometría	Céphalométrie
Cefalosporina	Céphalosporine
Ceguera	Cécité
Ceguera nocturna (nictalopia)	Cécité nocturne (héméralopie)
Ceja	Sourcils
Celiaquía (enfermedad celíaca)	Maladie coeliaque
Célula	Cellule
Celulitis	Cellulite
Cemento dental	Cément
Cena	Dîner (souper)
Centro médico	Centre médical
Cercaria	Cercaire
Cerclaje	Cerclage
Cerebelo	Cervelet
Cerebro	Cerveau
Cero	Zéro
Cerrar	Fermer
Cerumen (cerilla)	Cire de l'oreille (cérumen)
Cesárea	Césarienne
Cetoacidosis diabética	Cétoacidose diabétique
Choque (shock)	Choc
Choque anafiláctico	Choc anaphylactique
Choque cardiogénico	Choc cardiogénique
Choque eléctrico	Électrisation (électrocution)
Choque endotoxico	Choc endotoxique
Choque espinal	Choc spinal
Choque hipovolémico	Choc hypovolémique
Choque neurogénico	Choc neurogénique
Choque quirúrgico	Choc post-opératoire
Choque séptico	Choc septique
Choque traumático	Choc traumatique
Cianosis	Cyanose
Ciática	Sciatique
Cicatriz	Cicatrice
Ciclo menstrual	Cycle menstruel
Cien	Cent
Cifoescoliosis	Cypho-scoliose
Cifosis	Cyphose
Cinco	Cinq
Cincuenta	Cinquante
Circuncisión	Circoncision
Cirugía	Chirurgie
Cirugía estética de los senos (mamoplastia)	Opération de chirurgie esthétique des seins (mammoplastie)
Cirugía estética del abdomen (abdominoplastia)	Opération de chirurgie esthétique de la paroi abdominale (abdominoplastie)
Cirugía laparoscópica	Laparoscopie (coelioscopie)
Cistografía	Cystographie
Cistoscopia	Cystoscopie
Citología	Cytologie

Citomegalovirus (CMV) Cytomégalovirus (CMV)
Citostático Cytostatique
Claudicación intermitente Claudication intermittente
Claustrofobia (miedo a los espacios cerrados) Claustrophobie
Clavícula Clavicule
Cleptomanía Cleptomanie
Clítoris Clitoris
Cloranfenicol Chloramphénicol
Cloro Chlore
Coagulación intravascular diseminada Coagulation intravasculaire disséminée
Coágulo sanguíneo (trombo) Caillot sanguin (thrombus)
Coartación de la aorta Coarctation de l'aorte
Cobalto Cobalt
Cobre Cuivre
Cóccix (coxis) Coccyx
Cóclea (caracol) Cochlée
Codeína Codéine
Codo Coude
Cojera Boitillement
Colágeno Collagène
Colangiografía Cholangiographie
Colangiopancreatografía retrógrada endoscópica Cholangiopancréatographie rétrograde endoscopique
Colapso Collapsus
Colchón Matelas
Colchón al vácio Matelas immobilisateur à dépression
Colección de sangre en la trompa de Falopio (hematosalpinx) Collection de sang dans la trompe de Fallope (hématosalpinx)
Colecistografía oral Cholécystographie orale
Colesterol Cholestérol
Colesterol elevado de la sangre (hipercolesterolemia) Cholésterol sanguin élevée (hypercholestérolémie)
Cólico Colique
Cólico abdominal Colique abdominale
Cólico del recién nacido Coliques de bébé
Cólico nefrítico (cólico renal) Colique néphrétique
Colirio Collyre (gouttes ophtalmiques)
Colisión Collision
Collar cervical Support de cou
Colon sigmoide Côlon sigmoïde
Colonoscopia Colonoscopie
Colposcopia Colposcopie
Columna vertebral Colonne vertébrale (rachis)
Coma Coma
Coma diabético Coma diabétique
Comedor Salle à manger
Comerse las uñas (onicofagia) Se ronger les ongles (onychophagie)
Compresa Compresse
Compresión cerebral Compression cérébrale
Compresión del nérvio Compression du nerf
Comprimido Comprimé
Comprobación del pulso Prise de pouls
Comunicación interauricular Communication inter-auriculaire
Comunicación interventricular Communication inter-ventriculaire
Concentración de glucosa en sangre Taux de la glycémie
Concetración de hormonas tiroideas en sangre Taux d'hormones thyroïdiennes dans le sang
Conducto auditivo externo Conduit auditif externe (canal auriculaire)
Conducto eyaculador Canal éjaculateur
Conducto mamario (conducto galactóforo) Canal galactophore
Conducto nasolagrimal Canal lacrymonasal (canal lacrimal, canal des larmes)
Confusión Confusion
Congelamiento Gelure
Congestión nasal Congestion nasale
Conización Conisation
Conmoción cerebral Commotion cérébrale
Consultorio de médico Bureau du médecin
Contagioso Contagieux (contagieuse)
Contracción de Braxton Hicks Fausse contraction (contraction de Braxton Hicks)

Contracciones del trabajo de parto (contracciones uterinas)	Contractions utérines du travail
Contractura	Contracture
Contractura muscular	Contracture musculaire
Contusión	Contusion
Contusión cerebral	Contusion cérébrale
Convulsiones	Convulsions
Convulsiones febriles	Convulsion hyperthermique
Cor pulmonale agudo	Coeur pulmonaire aigu
Corazón	Coeur
Cordocentesis	Cordocentèse
Cordón umbilical	Cordon ombilical
Coriocarcinoma	Choriocarcinome
Coriomeningitis linfocítica	Chorioméningite lymphocytaire
Corion	Chorion
Córnea	Cornée
Coroides	Choroïde
Corona	Couronne
Corona del diente	Couronne de la dent
Coronariografía	Coronarographie
Cortar	Couper
Corteza cerebral	Cortex cérébral (écorce cérébrale)
Corticosteroide	Corticostéroïde
Corticosterona	Corticostérone
Cortisol (hidrocortisona)	Cortisol (hydro-cortisone)
Cortisona	Cortisone
Corto de oído (parcialmente sordo)	Surdité partielle
Costilla	Côte
Costra	Croûte
Craneografía	Craniographie
Crema	Crème
Crío-extracción	Cryo-extraction
Criptorquidismo	Cryptorchidie
Crisis tónico-clónica	Crise tonico-clonique
Crispar del músculo (fasciculación)	Fasciculation musculaire
Cristalino	Cristallin
Cuadragésima semana	Quarantième semaine
Cuadragésimo	Quarantième
Cuadragésimo primera semana	Quarante-et-unième semaine
Cuadragésimo primero	Quarante-et-unième
Cuadragésimo segunda semana	Quarante-deuxième semaine
Cuadragésimo segundo	Quarante-deuxième
Cuarenta	Quarante
Cuarentena	Quarantaine
Cuarta semana	Quatrième semaine
Cuarto	Quatrième
Cuarto de baño	Salle de bains
Cuarto del paciente	Chambre de malade
Cuarto mes	Quatrième mois
Cuatrillizos	Quadruplés
Cuatro	Quatre
Cuatrocientos	Quatre cents
Cubrecama (colcha, manta)	Couverture
Cubrezapatos	Sur-chaussures à usage unique
Cuchara	Cuillère
Cuello	Cou
Cuerda vocal	Corde vocale
Cuero cabelludo (capa capilar)	Cuir chevelu
Cuerpo	Corps
Cuerpo lúteo (cuerpo amarillo)	Corps jaune
Cuidados intensivos	Soins intensifs
Cuidados semi-intensivos	Soins semi-intensifs
Cultivo	Culture microbiologique
Cultivo de esputo	Culture de crachat
Cultivo de líquido cefalorraquídeo	Culture du liquide cérébro-spinal
Cultivo vaginal	Culture vaginale
Daltonismo	Daltonisme
Darse un baño	Laver
De uso externo	Pour l'application externe
Debilidad	Faiblesse
Décima semana	Dixième semaine
Décimo	Dixième
Decimoctava semana	Dix-huitième semaine
Decimoctavo	Dix-huitième
Decimocuarta semana	Quatorzième semaine
Decimocuarto	Quatorzième
Decimonovena semana	Dix-neuvième semaine
Decimonoveno	Dix-neuvième
Decimoquinta semana	Quinzième semaine
Decimoquinto	Quinzième

Decimoseptima semana	Dix-septième semaine
Decimoséptimo	Dix-septième
Decimosexta semana	Seizième semaine
Decimosexto	Seizième
Decimotercera semana	Treizième semaine
Decimotercero	Treizième
Dedo anular	Annulaire
Dedo corazón	Majeur
Dedo de la mano	Doigt
Dedo del pie	Orteil
Dedo índice	Index
Dedo meñique	Auriculaire (petit doigt)
Dedo pulgar (pólice)	Pouce
Defecación	Défécation
Defecografía	Défécographie
Deficiencia de estrógenos	Carence oestrogénique
Deficiencia de factor de coagulación	Déficit en facteur de la coagulation
Deformidad del pie	Difformité du pied
Deformidad vertebral	Difformité spinale
Delirio	Delirium
Demencia	Déménce
Dendrita	Dendrite
Densitometría ósea	Ostéodensitométrie
Dentina	Dentine (ivoire)
Dentista	Dentiste
Dentro	Dedans
Depósito de cadáveres (morgue)	Morgue
Depresión	Dépression
Depresión postparto (depresión postnatal)	Dépression post-natale (dépression post-partum)
Derecha	Droite
Dermatitis seborreica infantil	Dermite séborrhéique infantile
Dermatoscopia	Dermatoscopie (dermoscopie)
Derrame cerebral (accidente cerebrovascular)	Attaque cérébrale (accident vasculaire cérébral)
Desangramiento (hemorragia)	Saignement (hémorragie)

Desarrollo detenido de un órgano (aplasia de un órgano)	Arrêt du développement d'un organe (aplasie d'un organe)
Desarrollo fetal	Développement foetal
Desarrollo sexual prematuro del mismo sexo	Développement sexuel prématuré du même sexe
Desarrollo sexual prematuro del sexo opuesto	Développement sexuel prématuré du sexe opposé
Desayuno	Petit déjeuner
Descenso de la frecuencia cardiaca (bradicardia)	Rythme cardiaque bas (bradycardie)
Descenso de la frecuencia respiratoria (bradipnea)	Respiration ralentie (bradypnée)
Descenso incompleto de testículo	Absence de descente des testicules
Descompensación cardíaca	Décompensation cardiaque
Descoordinación en el movimientos musculares (ataxia)	Trouble de coordination des mouvements musculaires (ataxie)
Desfibrilación	Défibrillation
Desfibrilador	Défibrillateur
Desfibrilador manual	Défibrillateur manuel
Desgarro	Déchirure
Desgarro de ligamento	Déchirure ligamentaire
Deshidratación	Déshydratation
Desmineralización	Déminéralisation
Desnutrición	Malnutrition
Desodorante	Déodorant
Desorientación	Désorientation
Desplazamiento de una articulación (subluxación)	Luxation incomplète (subluxation)
Despredimiento del párpado superior (blefaroptosis)	Abaissement de la paupière supérieure (blépharoptose)
Desprendimiento de retina	Décollement de la rétine
Desprendimiento prematuro de placenta	Abruption placentaire (rupture placentaire)
Después de una comida	Après-repas
Desquamación	Desquamation

Determinación del tiempo de muerte	Détermination de l'heure de la mort
Detrás	Derrière
Día	Jour
Día de mañana	Demain
Diabetes	Diabète
Diabetes gestacional	Diabète gestationnel
Diafragma	Diaphragme
Diafragma	Diaphragme
Diagnóstico	Diagnostic
Diagnóstico diferencial	Diagnostic différentiel
Diagnóstico prenatal	Diagnostic prénatal
Diálisis	Dialyse
Diálisis de hígado	Dialyse hépatique
Diálisis renal	Dialyse rénale
Diarrea	Diarrhée
Diecinueve	Dix-neuf
Dieciocho	Dix-huit
Dieciséis	Seize
Diecisiete	Dix-sept
Diencéfalo	Diencéphale
Diente	Dent
Diente de leche	Dent temporaire
Diente podrido	Dent pourri
Diez	Dix
Dificultad al orinar (disuria)	Difficulté à uriner (dysurie)
Dificultad de respiración	Difficulté de respiration
Dificultad del aprendizaje	Trouble de l'apprentissage
Dificultad para la defecación (tenesmo rectal)	Difficulté à déféquer (ténesme)
Dificultad para tragar (disfagia)	Difficulté de deglutition (dysphagie)
Digestión	Digestion
Digestivo	Médicament digestif
Dilatación aguda del estómago	Dilatation aiguë de l'estomac
Dilatación del cuello uterino	Dilatation cervicale
Dilatación pupilar inducida por fármacos	Dilatation des pupilles provoquée par les médicaments
Dinamómetro	Dynamomètre
Discartrosis	Arthrose du disque intervertébral
Disco intervertebral	Disque intervertébral
Disgénesis testicular	Dysgénésie testiculaire
Dislexia	Dyslexie

Dislocación de los fragmentos	Fragments deboîtées
Disminución de producción de orina (oliguria)	Raréfaction du volume des urines (oligurie)
Dispepsia (indigestión)	Dyspepsie
Displasia congénita de la cadera (luxación congénita de cadera)	Luxation congénitale de la hanche
Displasia del cuello uterino	Dysplasie du col de l'utérus
Distonía	Dystonie
Distorsión del tobillo	Distorsion de la cheville
Diurético	Diurétique
Divertículo del colon	Diverticule du côlon
Doce	Douze
Dolor	Douleur
Dolor abdominal	Douleur abdominale
Dolor afilado	Douleur tranchante
Dolor agudo	Douleur aiguë
Dolor al tragar (odinofagia)	Déglutition douloureuse (odynophagie)
Dolor crónico	Douleur chronique
Dolor de cabeza	Mal de tête (céphalée)
Dolor de cabeza por sinusitis	Douleur des sinus (sinusite)
Dolor de espalda (dorsalgia)	Mal de dos (dorsalgie)
Dolor de espalda baja (lumbalgia)	Lombalgie
Dolor de espalda postural	Lombalgie posturale
Dolor de muelas	Mal de dents
Dolor en la mama (mastalgia)	Douleur au sein (mastodynie)
Dolor epigástrico	Douleur épigastrique
Dolor pulsante	Douleur pulsatile
Dolor sordo	Douleur sourde
Dolor tipo punzada	Élancement
Dolor torácico	Douleur thoracique
Donación de ovocitos	Donneuse d'ovule
Donación de sangre	Don de sang
Donante	Donneur
Dos	Deux
Dos mil	Deux mille
Doscientos	Deux cents
Dosis	Dose
Drenaje	Drainage

Drenaje postural	Drainage postural
Ductus arterioso persistente (conducto arterioso persistente)	Persistance du canal artériel
Ductus arteriosus (conducto arterioso de Botal)	Canal artériel
Duodécima semana	Douzième semaine
Duodécimo	Douzième
Duodeno	Duodénum
Duración de las contracciones uterinas	Durée de la contraction utérine
Duración del embarazo	Durée de la grossesse
Duramadre	Dure-mère
Eccema (eczema)	Eczéma
Eclampsia	Éclampsie
Eclerótica	Sclère
Ecocardiografía	Échocardiographie
Ecocardiografía doppler	Échocardiographie-doppler
Ecoencefalografía	Échoencéphalographie
Ecografía abdominal (ultrasonido abdominal)	Échographie abdominale
Ecografía de la tiroides (ultrasonido de la tiroides)	Échographie thyroïdienne
Ecografía de mama (ultrasonido de mama)	Échographie mammaire
Ecografía de páncreas (ultrasonido de páncreas)	Échographie du pancréas
Ecografía de vesícula y vías biliares	Échographie la vésicule biliaire et les voies biliaires
Ecografía hepática (ultrasonido hepático)	Échographie du foie (échographie hépatique)
Ecografía renal (ultrasonido renal)	Échographie rénale
Ectrodactilia en pie	Pince de homard (aplasie digitale, ectrodactylie)
Edema (hidropesía)	Oedème
Edema cerebral	Oedème cérébral
Edema postural	Oedème postural
Edema pulmonar	Oedème pulmonaire

Edulcorante artificial	Édulcorant
Ejercicio	Exercice
Ejercicios de Kegel	Exercice de Kegel
Ejercicios de respiración	Exercice de respiration
Elastina	Élastine
Electrocardiografía (ECG, EKG)	Électrocardiographie (ECG)
Electrocirurgía	Électrochirurgie
Electrodo	Électrode
Electroencefalografía	Électro-encéphalographie (EEG)
Electroforesis de proteínas séricas	Électrophorèse des protéines
Electrolito	Électrolyte
Electromiografía	Électromyographie
Electroneurografía	Électroneurographie
Electrorretinografía	Électrorétinographie
Electroterapia	Électrothérapie
Elefantiasis	Éléphantiasis (filariose lymphatique)
Elevador	Ascenseur
Embarazo	Grossesse
Embarazo ectópico	Grossesse extra-utérine
Embarazo molar	Grossesse môlaire
Embarazo múltiple	Grossesse multiple
Embolia	Embolie
Embolia arterial	Embolie artérielle
Embolia gaseosa	Embolie gazeuse
Embolia pulmonar	Embolie pulmonaire
Embolismo graso	Embolie de cholestérol
Embrión	Embryon
Emisión excesiva de orina durante la noche (nicturia)	Excrétion urinaire à prédominance nocturne (nycturie)
Empaste (emplomadura)	Composite dentaire
Empujar	Pousser
Emulsión	Émulsion
En ayunas	À jeun
Enanismo	Nanisme
Encefalocele	Encéphalocèle
Encefalopatía	Encéphalopathie
Encía	Gencive
Endometriosis	Endométriose
Endoscopia	Endoscopie
Enema (clisma)	Clystère
Enema de bario con doble contraste	Lavement baryté

Enfermedad autoinmune	Maladie auto-immune	**Enfermedades infantiles contagiosas**	Maladies infectieuses des enfants
Enfermedad cardíaca pulmonar (cor pulmonale)	Coeur pulmonaire	**Enfermera**	Infirmier
		Enfermería	Infirmerie
Enfermedad coronaria	Maladie coronarienne	**Enfrente**	Devant
Enfermedad de Hirsch-sprung (megacolon agangliónico)	Iléus méconial	**Engorde (ganar peso)**	Grossissement
		Enjuague bucal (colutorio)	Eau dentifrice
		Enrojecimiento de la piel (eritema)	Érythème (rougeur de la peau)
Enfermedad de Hirschsprung (megacolon agangliónico)	Maladie de Hirschsprung (mégacolôn)	**Enteroscopia**	Entéroscopie
		Entrenamiento del equilibrio	Entraînement de l'equilibre
Enfermedad de la mañana (náusea gravídica)	Maladie du matin (nausées et vomissements de la grssesse)	**Envenenamiento (intoxicación)**	Empoisonnement (toxicité)
		Eosinófilo	Éosinophile
		Epidemia	Épidémie
Enfermedad de la membrana hialina (síndrome de distrés respiratorio)	Maladie des membranes hyalines (détresse respiratoire néonatale)	**Epidídimo**	Épididyme
		Epilepsia	Épilepsie
		Episiotomía	Épisiotomie
		Erección sostenida y dolorosa (priapismo)	Érection persistente douloureuse (priapisme)
Enfermedad de Morquio (muco-polisacaridosis tipo IV)	Maladie de Morquio (mucopolysacchari-dose type IV)	**Ergometría**	Ergométrie
		Eritema infeccioso (quinta enfermedad)	Érythème infectieux (cinquième maladie)
Enfermedad de transmisión sexual	Maladie vénérienne		
Enfermedad del corazón (cardiopatía)	Maladie cardiaque (cardiopathie)	**Eritrocito (glóbulo rojo)**	Érythrocyte (hématie, globule rouge)
Enfermedad hemolítica del recién nacido (eritroblastosis fetal)	Maladie hémolytique du nouveau-né	**Eritromicina**	Érythromycine
		Erosión cervical	Érosion du col de l'utérus
		Eructo	Rot (renvoi, éructation)
Enfermedad hemolítica del recién nacido (incompatibilidad Rh)	Maladie hémolytique du nouveau-né	**Escala de coma de Glasgow**	Échelle de Glasgow
		Escalofrío (tiritón)	Frissonnement
		Escalpelo	Scalpel
		Escayola de inmovilización	Plâtre pour immobilisation rigide
Enfermedad parasitaria (parasitosis)	Maladie parasitique (parasitose)	**Escoliosis**	Scoliose
Enfermedad pélvica inflamatoria	Maladie pelvienne inflammatoire	**Escorbuto**	Scorbut
		Escupir	Cracher
Enfermedad profesional	Maladie professionnelle	**Esfínter**	Sphincter
		Esmalte dental	Émail dentaire
Enfermedades de las válvulas del corazón	Maladies des valves cardiaques	**Esófago**	Oesophage
		Esofagogastroduo-denoscopia	Endoscopie oeso-gastro-duodénale
Enfermedades de los vasos sanguíneos	Maladies des vaisseaux sanguins	**Espalda**	Dos
		Espalda baja	Lombes

Espalda superior	Parti supérieur du dos	**Estridor**	Bruit anormal émis lors de la respiration (stridor)
Espasmo (calambre)	Spasme (crampe)	**Estrógeno**	Estrogène
Espasmo facial	Spasme facial	**Estrógeno de la placenta**	Oestrogène placentaire
Espasmo muscular (calambre)	Crampe musculaire (spasme)	**Estupor**	Stupeur
Espasmo vaginal (vaginismo)	Spasme vaginal (vaginisme)	**Etapas del parto**	Stade du travail
Espasmolítico	Spasmolytique	**Examen de glucosa en orina**	Test du sucre dans les urines
Espermatocele	Spermatocèle	**Exámen dilatado de fundus**	Fond d'oeil
Espermatozoide	Spermatozoïde	**Examen ginecológico**	Examen gynécologique
Espermatozoide	Spermatozoïde	**Exámen médico**	Examen médical
Espermicida	Spermicide	**Exámenes bioquímicos de sangre**	Analyse de biochimie du sang
Espermiograma	Spermogramme	**Exantema**	Exanthème
Espina bífida	Spina bifida	**Exasperación**	Exaspération (irritation)
Espirometría	Spirométrie	**Excesiva producción de saliva (hipersalivación)**	Sécrétion de la salive excessive
Esponja	Éponge	**Excesiva producción de sudor (hiperhidrosis)**	Sudation excessive (hyperhidrose)
Esponja anticonceptiva	Éponge contraceptive	**Exceso de cabello (hipertricosis)**	Pilosité excessive (hypertrichose)
Espuma	Mousse	**Excrementos (heces)**	Fèces
Espuma anticonceptiva	Mousse contraceptive	**Exodoncia dental**	Extraction dentaire
Esputo espumoso	Crachat spumeux	**Exoftalmos**	Exophtalmie (proptose)
Esputo que contiene pus	Crachat purulent	**Expectoración de sangre (hemoptisis)**	Rejet de sang issu des voies aériennes (hémoptysie)
Esqueleto	Squelette	**Expectorante**	Expectorant
Esquizofrenia	Schizophrénie	**Exploración física de mama**	Examen du sein
Estenosis congénita del píloro	Sténose congénitale du pylore	**Exposición a las radiaciones ionizantes**	Irradiation ionisante
Estenosis de la válvula aórtica	Sténose valvulaire aortique	**Expulsión de la placenta**	Expulsion du placenta
Estenosis de la válvula pulmonar	Sténose de la valve pulmonaire	**Expulsión del producto**	Expulsion du bébé
Estenosis mitral	Sténose mitrale	**Extirpación quirúrgica de la próstata (prostatectomía)**	Ablation chirurgicale de la prostate (prostatectomie)
Estéril	Stérile		
Esterilización	Stérilisation		
Esterilización quirúrgica masculina (vasectomía)	Ligature des canaux déférents des testicules (vasectomie)		
Esterilizatióm quirúrgica femenina (ligadura de trompas)	Stérilisation chirurgicale au femme (ligature des trompes)		
Esternón	Sternum		
Estetoscopio	Stéthoscope		
Estómago	Estomac		
Estornudo	Éternuement		
Estrabismo	Strabisme		
Estradiol	Estradiol		
Estrangulamiento	Strangulation (étranglement)		
Estreñimiento	Constipation		
Estribo	Étrier		

Extirpación quirúrgica de las hemorroides (hemorroidectomía)	Ablation chirurgicale des hémorroïdes (hémorroïdectomie)
Extirpación quirúrgica de los fibromas uterinos (miomectomía)	Ablation chirurgicale des fibromes utérins (myomectomie)
Extirpación quirúrgica de un aneurisma (aneurismectomía)	Résection chirurgicale d'une poche anévrismale (anevrismectomie)
Extirpación quirúrgica del apéndice cecal (apendicectomía)	Ablation chirurgicale de l'appendice iléocaecal (appendicectomie)
Extirpación quirúrgica del testículo (orquidectomía)	Amputation chirurgicale d'un ou des deux testicules (orchidectomie, orchiectomie)
Extracción quirúrgica de la vesícula biliar (colecistectomía)	Enlèvement chirurgical de la vésicule biliaire (cholécystectomie)
Extracción quirúrgica de los cálculos (litotomía)	Extraction chirurgicale des pierres de la vessie (lithotomie)
Extracción quirúrgica del útero (histerectomía)	Enlèvement chirurgical de l'uterus (hystérectomie)
Exudado faríngeo	Culture de gorge avec le coton-tige
Eyaculación	Éjaculation
Eyaculación precoz	Éjaculation précoce
Factor Rh negativo	Système Rhésus négatif
Factor Rh positivo	Système Rhésus positif
Falange	Phalange
Falta de aire (disnea)	Difficulté respiratoire (dyspnée)
Falta de respiración (apnea)	Arrêt respiratoire (apnée)
Falta de visión en luz brillante (hemeralopia)	Héméralopie
Faringe	Pharynx
Farmacéutico	Pharmacien
Farmacia	Pharmacie
Fármaco antialcohólico	Médicament contre la dépendance à l'alcool
Fármaco antiobesidad	Médicament anti-obésité
Fármaco antiviral	Médicament antiviral
Fármaco tuberculostático	Antituberculeux
Fármaco utilizado para suprimir el trabajo de parto prematuro (tocolítico)	Médicament pour interrompre le déclenchement du travail (tocolytique)
Fármacos abortivos	Médicaments abortifs
Fascia profunda	Fascia musculaire (périmysium)
Fase de remisión	Rémission
Fecundación (fertilización)	Conception (fécondation)
Fecundación in vitro	Fécondation in vitro
Fenilcetonuria	Phénylcétonurie
Fentanilo	Fentanyl
Feto	Foetus
Feto posición transversal	Position transversale du foetus
Fetoscopia	Foetoscopie
Fibrilación auricular	Fibrillation auriculaire
Fibrilación ventricular	Fibrillation ventriculaire
Fibrina	Fibrine
Fibrinógeno	Fibrinogène
Fibroblasto (célula fija)	Fibroblaste
Fibrosis quística (mucoviscidosis)	Mucoviscidose (fibrose kystique)
Fiebre	Fièvre
Fiebre del Zika	Fièvre Zika
Fiebre puerperal	Fièvre puerpérale
Fiebre reincidente	Fièvre récurrente
Fisioterapeuta	Physiothérapeute
Fisioterapia	Physiothérapie
Fístula anal	Fistule anale
Fisura anal	Fissure anale
Fitoterapia	Phytothérapie
Flebografía	Phlébographie
Flebotrombosis	Phlébothrombose
Flexibilidad anormal	Flexibilité anormale
Fluido corporal	Fluide corporel
Flujo (descarga, secreción)	Sécrétion (suintement, écoulement)

Flujo vaginal	Pertes vaginales
Fluoroscopia	Fluoroscopie
Fobia	Phobie
Foliculitis	Folliculite
Folículo de Graaf	Follicule de Graaf
Fórceps	Forceps
Forúnculo (furúnculo)	Furoncle
Fosfatasa alcalina	Phosphatase alcaline
Fosfolípido	Phospholipide
Fósforo	Phosphore
Fotofobia (intolerancia a la luz)	Photophobie (crainte de la lumière)
Fractura abierta	Fracture ouverte
Fractura cominuta	Fracture comminutive
Fractura de hueso	Fracture des os
Fractura-dislocación	Fracture à déplacement
Frasquito	Fiole
Frecuencia de las contracciones uterinas	Fréquence des contractions utérines
Frente	Front
Frigidez	Frigidité
Fuera	Dehors
Gabacha desechable	Blouse de protection
Gafas	Lunettes de vue
Galactorrea	Galactorrhée
Gammagrafía de bazo con tecnecio 99m	Scintigraphie splénique au Technétium 99m
Gammagrafía hepatobiliar con tecnecio 99m	Scintigraphie hépato-biliaire au Technétium 99m
Gammagrafía ósea	Scintigraphie osseuse
Gammagrafía pulmonar	Scintigraphie pulmonaire
Gammagrafía renal	Scintigraphie rénale
Gammagrafía tiroidea	Scintigraphie thyroïdienne
Ganas de vomitar	Envie de vomir
Ganglio linfático	Ganglion lymphatique (noeud lymphatique)
Gangrena	Gangrène
Gangrena húmeda	Gangrène humide
Garganta	Gorge
Gas	Gaz
Gasa	Gaze
Gasto urinario excesivo (poliuria)	Sécrétion d'urine en quantité abondante (polyurie)
Gastroenteritis	Gastroentérite
Gastroscopia	Gastroscopie
Gel	Gel
Gel conductor	Gel électroconductif
Gemelos	Jumeaux
Gemelos dicigóticos (mellizos)	Jumeaux dizygotes
Gemelos monocigóticos	Jumeaux monozygotes
Gentamicina	Gentamicine
Gérmenes	Germes
Gigantismo	Gigantisme
Ginecología	Gynécologie
Glande	Gland
Glándula	Glande
Glándula bulbouretral (glándula de Cowper)	Glande de Cowper (glande bulbo-uretrale)
Glándula de Bartolino	Glande de Bartholin
Glándula lagrimal	Glande lacrymale
Glándula paratiroides	Parathyroïde
Glándula pineal (epífisis)	Glande pinéale (épiphyse)
Glándula salival	Glande salivaire
Glándula sebácea	Glande sébacée
Glándula sudorípara	Glande sudoripare (sudorale)
Glándula suprarrenal	Glande surrénale
Globo ocular	Globe oculaire
Globulina	Globuline
Glomérulo	Glomérule
Glucagón	Glucagon
Glucocorticoide	Glucocorticoïde
Glucógeno	Glycogène
Glucosa	Glucose
Golpe	Coup
Golpe de calor	Coup de chaleur
Goma de mascar de nicotina	Gomme à la nicotine
Gónada	Gonade
Gonadotropina	Gonadotrophine
Gonadotropina coriónica	Gonadotrophine chorionique
Goniómetro	Goniomètre
Gonioscopia	Gonioscopie
Gonorrea (blenorragia, blenorrea)	Gonorrhée (blennorragie, chaude-pisse)

Gorra desechable Charlotte à usage unique
Gotas Gouttes
Gotas nasales Gouttes nasales
Gotas óticas Gouttes auriculaires
Goteo nasal (rinorrea) Écoulement par le nez (rhinorhée)
Gramo Gramme
Granulocito Granulocyte (polynucléaire)
Grasa Matière grasse
Gravedad específica de la orina Poids spécifique de l'urine
Gripe (gripa, influenza) Grippe (influenza)
Grupo sanguíneo Groupe sanguin
Grupo sanguíneo 0 Groupe sanguin 0
Grupo sanguíneo AB Groupe sanguin AB
Grupo sanguíneo B Groupe sanguin B
Grupo sanguíneoA Groupe sanguin A
Guantes desechables Gants à usage unique
Guardar cama Repos au lit
Hambre Faim
Haz de His Faisceau de His
HbsAg (antígeno de superficie de la hepatitis B) Antigène HbsAg (antigène de surface du virus de l'hépatite B)
Heces acuosas Selles aqueuses
Heces amarillas Selles jaunes
Heces de color rojo Selles rouges
Heces negras (melena) Selles noir (melanea, méléna)
Heces verdes Selles vertes
Helicóptero Hélicoptère
Hemangioma capilar (marca de fresa) Hémangiome capillaire
Hematocrito Hématocrite
Hematoma Hématome
Hematoma epidural Hématome épidural
Hemivértebra Hémivertèbre
Hemocultivo Hémoculture
Hemofilia Hémophilie
Hemoglobina Hémoglobine
Hemoglobina en orina (hemoglobinuria) Hémoglobine dans l'urine (hémoglobinurie)
Hemograma (conteo sanguíneo completo) Hémogramme (numération formule sanguine)
Hemorragia arterial Hémorragie artérielle
Hemorragia epidural Hémorragie épidurale
Hemorroides Hémorroïdes
Hemostático Hémostatique
Heparina Héparine
Herida Blessure
Herida Plaie
Herida de bala Blessure par balle
Herida por corte Plaie par objet tranchant
Herida por mordedura Blessure par morsure
Herida térmica Blessure thermique
Hermafroditismo Hermaphrodisme
Hernia Hernie
Hernia discal Hernie discale
Hernia umbilical Hernie ombilicale
Herpangina Herpangine
Herpes genital Herpès génital
Herpes simple Herpès (infection herpétique)
Herpes zóster (herpes zona) Zona
Hidrocefalia Hydrocéphalie
Hidrocele Hydrocèle
Hidroterapia Hydrothérapie
Hielo Glace
Hierro (fierro) Fer
Hígado Foie
Himen Hymen
Hinchazón Gonflement (enflure)
Hinchazón y gases (flatulencia, ventosidad) Ballonnements et vesse (flatulence)
Hiperactividad Hyperactivité
Hipercalcemia Hypercalcémie
Hiperémesis gravídica Hyperemesis gravidarum
Hiperemia del ovario Hyperhémie ovarienne
Hiperinsulinismo Hyperinsulinisme
Hipermetropía Hypermétropie
Hiperparatiroidismo Hyperparathyroïdie
Hiperpituitarismo Hyperpituitarisme
Hiperplasia endometrial Hyperplasie endométriale
Hiperplasia pseudo-epiteliomatosa Hyperplasie pseudo-épithéliomateuse
Hiperpotasemia (hipercalemia) Hyperkaliémie
Hipersensibilidad electromagnética Sensibilité éléctromagnétique
Hipertensión arterial pulmonar Hypertension artérielle pulmonaire

Hipertensión esencial	Hypertension artérielle essentielle	**Hormona anidiurética (arginina vasopresina)**	Hormone antidiurétique (vasopressine)
Hipertensión secundaria	Hypertension secondaire	**Hormona de crecimiento somatotropa**	Hormone de croissance (somatotropine)
Hipertermia	Hyperthermie	**Hormona luteinizante (lutropina)**	Hormne lutéinisante
Hipertiroidismo	Hyperthyroïdie	**Hospital**	Hôpital
Hipertrofia	Hypertrophie	**Hospital de maternidad**	Maternité
Hipertrofia del útero	Hypertrophie de l'utérus	**Hoy**	Aujourd'hui
Hipertrofia ventricular	Hypertrophie ventriculaire	**Hueso**	Os
Hiperuricemia	Hyperuricémie	**Hueso coxal**	Os coxal
Hiperventilación	Hyperventilation	**Hueso frontal**	Os frontal
Hipervitaminosis	Hypervitaminose	**Hueso maxilar superior (maxila)**	Os maxillaire
Hipervolemia (aumento del volumen de sangre en la circulación)	Hypervolémie (augmentation du volume de sang dans les vaisseaux)	**Hueso occipital**	Os occipital
Hipnótico	Hypnotique (somnifère)	**Hueso parietal**	Os pariétal
Hipo	Hoquet	**Hueso proprio de la nariz (hueso nasal)**	Os nasal
Hipoalbuminemia	Hypoalbuminémie	**Huracán**	Ouragan
Hipocalcemia	Hypocalcémie	**Ictericia**	Ictère (jaunisse)
Hipocaliemia	Hypokaliémie	**Ictericia del recién nacido**	Ictère néonatal
Hipocondría	Hypocondrie	**Íleon**	Iléon (ileum)
Hipófisis (glándula pituitaria)	Hypophyse (glande pituitaire)	**Ilion**	Ilion (ilium)
Hipoglicemia	Hypoglycémie	**Imagen por resonancia magnética (IRM)**	Imagerie par résonance magnétique (IRM)
Hipoinsulinismo	Hypoinsulinisme	**Imagen por resonancia magnética funcional (IRMf)**	Imagerie par résonance magnétique fonctionnelle (IRMf)
Hipoparatiroidismo	Hypoparathyroïdie	**Imbecilidad**	Imbécillité
Hipopituitarismo	Hypopituitarisme	**Impétigo**	Impétigo
Hipotálamo	Hypothalamus	**Implante de mama**	Implant mammaire
Hipotensión y síncope	Hypotension et syncope	**Implatación**	Implantation
Hipotermia	Hypothermie	**Impotencia**	Impotence
Hipotiroidismo	Hypothyroïdie	**Inanición**	Famine
Hipotonía	Hypotonie	**Incapacidad de movimiento**	Incapacité de se mouvoir
Hipotonía muscular	Hypotonie musculaire	**Incapacidad para orinar**	Incapacité d'uriner
Hipotrofia fetal	Hypotrophie foetale	**Incendio (fuego)**	Incendie
Hipoxia	Hypoxie	**Incisión quirúrgica en la tráquea (traqueotomía)**	Ouverture chirurgicale dans la trachée (trachéotomie)
Hirsutismo	Hirsutisme	**Incisivo**	Incisive
Histeria	Hystérie	**Incompetencia cervical**	Incompétence cervicale
Histerosalpingografía	Hystérosalpingographie		
Histeroscopia	Hystéroscopie		
Hombro	Épaule		
Hora	Heure		
Hormigueo	Fourmillement		
Hormona	Hormone		
Hormona adrenocorticotropa (corticotropina, corticotrofina)	Hormone corticotrope (adrenocorticotropic hormone, ACTH)		

Inconsciencia	Absence de la conscience
Incontinencia	Incontinence
Incontinencia urinaria	Incontinence urinaire
Incontinencia urinaria por estrés	Incontinence urinarie d'effort
Incremento de la presión sanguínea (hipertensión)	Pression artérielle élevée (hypertension artérielle)
Incubadora	Couveuse (incubateur)
Indigestión	Indigestion
Infarto	Infarctus
Infarto de miocardio	Infarctus du myocarde
Infección	Infection
Infección bacteriana	Infection bactérienne
Infección de las membranas placentarias (corioamnionitis)	Chorioamnionite
Infección por clamidia	Infection à Chlamydia
Infeccion por el virus del papilom humano (VPH)	Infection par le virus du papillome humain (VPH)
Infección por hongos	Infection fongique
Infección viral	Infection virale
Infecciones TORCH	Infections TORCH
Infertilidad	Infertilité (stérilité)
Infestación de gusanos (helmintiasis)	Infestation par des vers parasites intestinaux (helminthiase)
Infestación por ladilla (ftiriasis)	Infestation par des poux du pubic (phtiriase)
Infestación por piojos (pediculosis)	Infestation par des poux (pédiculose)
Inflamación	Inflammation
Inflamación de la próstata (prostatitis)	Inflammation de la prostate (prostatite)
Inflamación de la vagina (vaginitis)	Inflammation du vagin (vaginite)
Inflamación de la vejiga urinaria (cistitis)	Inflammation de la vessie (cystite)
Inflamación de la vulva (vulvitis)	Inflammation de la vulve (vulvite)
Inflamación de las venas (flebitis)	Inflammation des veines (phlébite)
Inflamación del apéndice (apendicitis)	Inflammation de l'appendice iléo-caecal (appendicite)
Inflamación del endometrio (endometritis)	Inflammation de l'endomètre (endométrite)
Inflamación del epidídimo (epididimitis)	Inflammation de l'épididyme (épididymite)
Inflamación del peritoneo (peritonitis)	Inflammation du péritoine (péritonite)
Inflamación del seno (mastitis)	Inflammation de la mamelle (mastite)
Inflamación del testículo (orquitis)	Inflammation des testicules (orchite)
Infusión	Perfusion
Ingestas descontroladas de alimentos (hiperfagia)	Prise excessive d'aliments (hyperphagie)
Ingle	Aine
Inhalación	Inhalation
Inmovilizador de cabeza	Immobiliseur de tête
Inmunodeficiencia	Immunodéficience
Inmunoglobulina	Immunoglobuline
Inmunosupresor	Immunosuppresseur
Inseminación artificial	Insémination artificielle
Insolación	Coup de soleil (insolation)
Insomnio	Insomnie
Insuficiencia renal aguda	Insuffisance rénale aiguë
Insuficiencia renal crónica	Insuffisance rénale chronique
Insulina	Insuline
Intensidad de contracciones uterinas	Intensité des contractions utérines
Interferón	Interféron
Intestin	Intestin
Intestino delgado	Intestin grêle
Intestino grueso (colon)	Gros intestin (côlon)
Intolerancia a la lactosa	Intolérance au lactose
Intolerancia al gluten	Intolérance au gluten
Intoxicación alimentaria	Empoisonnement alimentaires
Intoxicación por alcohol	Empoisonnement par l'alcool
Intravenoso poste	Pied à perfusion

Español	Français
Intubación	Intubation
Inundación	Inondation
Inyección	Injection
Inyección intracitoplasmática de espermatozoides	Injection intracytoplasmique de spermatozoïdes
Ir al servicio	Aller aux toilettes
Iris	Iris
Isquemia	Ischémie
Isquión	Ischium
Izquierda	Gauche
Jabón	Savon
Jarabe	Sirop
Jeringa	Seringue
Joroba	Bossu
Jugo gástrico	Suc gastrique
Jugo intestinal	Suc intestinal
Jugo pancreático	Suc pancréatique
Keratosis	Kératose (kératodermie)
Kernicterus (encefalopatía neonatal bilirrubínica)	Kernictère
Labio	Lèvre
Labio leporino (fisura labial)	Fente labiale et fente palatine
Laboratorio	Laboratoire
Laceración	Lacération
Lactancia	Lactation
Lactancia materna	Allaitement
Lágrima	Larme
Laparoscopia	Laparoscopie
Laringe	Larynx
Laringoespasmo	Laryngospasme
Laringoscopia	Laryngoscopie
Laringoscopio	Laryngoscope
Lavado	Rinçage
Lavado gástrico	Lavage gastrique
Lavandería	Blanchisserie
Lavar	Rincer
Laxante	Laxatif
Legrado	Curetage
Lengua	Langue
Lengua más grande de lo normal (macroglosia)	Augmentation de la langue (macroglossie)
Lentes de contacto (lentillas, pupilentes)	Lentilles de contact
Lesión de nervio	Lésion du nerf
Lesión de nervio periférico	Lésion du nerf périphérique
Lesión por explosión	Blessure par explosion
Lesiones de la cabeza y del cerebro	Blessures à la tête et blessures du cerveau
Lesiones mecánicas	Lésions mécaniques
Lesiones térmicas	Lésions thermiques
Leucocito	Leucocyte
Leucorrea	Leucorrhée
Ligamento	Ligament
Linfa	Lymphe
Linfedema	Lymphoedème
Linfocito	Lymphocyte
Linfografía	Lymphographie
Líquido amniótico	Liquide amniotique
Líquido cefalorraquídeo (líquido cerebrospinal)	Liquide cérébro-spinal
Líquido intersticial (líquido tisular)	Liquide interstitiel
Líquido sinovial	Liquide synovial
Litopedion	Lithopédion (enfant pétrifié)
Litro	Litre
Llamada de socorro	Appel à l'aide
Llamada de SOS	Appel SOS
Loción	Lotion
Loquios	Lochies
Lordosis	Lordose
Lubricante	Lubrifiant
Luxación (lujación, dislocación)	Déboîtement (luxation)
Luz	Lumière
Macrosomía fetal	Macrosomie foetale
Madre	Mère
Madre de alquiler	Mère porteuse
Magnesio	Magnésium
Magnetoencefalo-grafía	Magnétoencéphalogr aphie
Mal aliento (halitosis)	Mauvaise heleine (halitose)
Mal de garganta (inflamación de la faringe, faringitis)	Mal à la gorge (inflammattion du pharinx, pharingite)
Mal de mar	Mal de mer
Mal de montaña (mal de altura)	Mal aigu des montagnes
Malabsorción	Malabsorption
Malformación arteriovenosa cerebral	Anomalie cérébrovasculaire
Malformación cardiaca congénita	Malformation congénitale du coeur
Malformación del desarrollo cerebral	Anomalie du développement cérébral

Malformaciones uterinas	Malformations utérines
Mama	Sein
Mamografía	Mammographie
Mañana	Matin
Mandíbula	Mandibule
Manganeso	Manganèse
Manguito de presión arterial	Brassard du manomètre
Manía	Manie
Maniobra de Heimlich	Méthode de Heimlich
Mano	Main
Manometría esofágica	Manométrie oesophagienne
Manta (cobija)	Couverture
Manzanilla	Camomille
Marcador biológico	Biomarqueur
Marcador tumoral	Marqueur tumoral
Marcador tumoral CA 125	Antigène de cancer CA 125
Marcapasos	Stimulateur cardiaque (pacemaker, pile)
Marcha arrastrando los pies	Démarche traînante
Martillo (malleus)	Marteau (malléus)
Máscara de oxígeno	Masque à oxygène
Máscara de reanimación	Masque de réanimation
Máscara laríngea	Masque laryngé
Mascarilla desechable	Masque de protection
Mastitis puerperal	Mammite puerpérale
Mastitis quística crónica (enfermedad fibroquística)	Mastopathie fibrocystique
Mastopatía	Mastopathie
Materia de desperdicio	Débris
Matriz (útero, seno materno)	Utérus
Matrona (matrón)	Sage-femme
Meconio	Méconium
Mediastinoscopia	Médiastinoscopie
Medicamento (fármaco)	Médicament
Medicina nuclear	Médicine nucléaire
Médico	Médecin
Médico de cabecera	Médecin généraliste (médecin omnipraticien)
Medio de contraste	Produit de contraste
Médula cerebral	Moelle du cerveau
Médula espinal	Moelle épinière (moelle spinale)
Médula ósea	Moelle osseuse
Megacolon	Mégacolôn
Mejilla (carrillo)	Joue
Melanina	Mélanine
Melanotropina	Hormone mélanotrope (mélanocortine, mélanotropine)
Melasma (cloasma)	Chleuasme (chloasma)
Melatonina	Mélatonine (hormone du sommeil)
Membrana sinovial	Membrane synoviale
Meninge	Méninge
MeningoceleOsteoporosis	Méningocèle
Meningoencefalocele	Méningoencphalocèle
Menisco	Ménisque
Menopausia	Ménopause
Menstruación (período)	Règle (menstruation)
Menstruación dolorosa (dismenorrea)	Règle douloureuse (dysménorrhée)
Mes	Mois
Mesa (escritorio)	Table
Mesa para cama	Table de lit
Mesilla de noche	Table de chevet (table de nuit)
Metabolismo basal acelerado	Metabolisme de base accéléré
Metabolismo basal lento	Métabolisme basal diminué
Metacarpo	Métacarpe
Metadona	Méthadone
Metatarso	Métatarse
Meteoropatía	Météoropathie
Micción	Miction
Micción dolorosa (angurria)	Urination douloureuse (strangurie)
Micción frecuente	Miction fréquente
Microcefalia	Microcéphalie
Microgramo	Microgramme
Mielografía	Myélographie
Mielografía cervical suboccipital	Myélographie sous-occipitale
Mielografía lumbar	Myélographie lombaire
Mielomeningocele	Myéloméningocèle
Miembro inferior	Membre inférieur

Mifepristona	Mifépristone
Migraña (jaqueca)	Migraine
Mil	Mille
Mil millones (miliarda)	Milliard
Miligramo	Milligramme
Mililitro	Millilitre
Milium (milia)	Milium (grutum, acné miliaire)
Millón	Million
Mineral	Minéral
Mineralocorticoide	Minéralcorticoïde
Minuto	Minute
Miocardio	Myocarde
Miocardiopatía	Cardiomyopathie
Mioma	Myome
Miopía	Myopie
Moco	Mucus
Moco (mucus) nasal	Mucus nasal
Moco en las heces	Mucus dans les selles
Molar	Molaire
Molibdeno	Molybdène
Monitor de signos vitales	Moniteur de signes vitaux
Monitorización de la presión arterial	Monitoring de la pression artérielle
Monocito	Monocyte
Mordedura	Morsure
Mordedura de un animal enfermo de rabia	Morsure d'un animal infecté par le virus de la rage
Morder	Mordre
Moretón (equimosis)	Ecchymose
Morfina	Morphine
Morir	Mourir
Mórula	Morula
Mostrador de recepción	Réception
Movimiento fetal	Mouvements actifs fœtaux
Movimientos involuntarios y rápidos de los ojos (opsoclonus)	Mouvements involontaires anarchiques des globes oculaires (opsoclonus)
Mucocele	Mucocèle
Mucolítico	Mucolytique
Mucosa	Muqueuse
Mucosa estomacal	Muqueuse gastrique
Mucosa interior del útero (endometrio)	Muqueuse utérine (endomètre)
Muerte	Mort
Muerte natural	Mort naturelle
Muerte violenta	Mort violente
Muestra de vellosidades coriónicas	Choriocentèse
Muleta	Béquille
Multigrávida	Multipare
Muñeca	Poignet
Múscolo liso	Muscle lisse
Músculo	Muscle
Músculo ciliar	Muscle ciliaire
Músculo flácido	Muscle flasque (hypotonie musculaire)
Músculo glúteo	Muscle glutéal
Muslo (región femoral)	Cuisse
Nacido muerto	Mort-né
Nalga	Siège
Narcolepsia (síndrome de Gelineau, epilepsia del sueño)	Narcolepsie (maladie de Gélineau)
Narina	Narine
Nariz	Nez
Náusea	Nausée
Necrosis	Nécrose
Nefropatía diabética	Néphropathie diabétique
Neonato (recién nacido)	Nouveau-né
Neonatología	Néonatologie
Nervio	Nerf
Nervio craneal	Nerf crânien
Nervio espinal	Nerf spinal
Nervio óptico	Nerf optique
Neumoencefalografía	Encéphalographie gazeuse
Neumotórax	Pneumothorax
Neuralgia	Névralgie
Neurastenia	Neurasthénie
Neuropatía diabética	Neuropathie diabétique
Neurosis	Névrose (neurose)
Nevus (nevo)	Grain de beauté (naevus)
Nistagmo	Nystagmus
Nistatina	Nystatine
Nitrógeno ureico en sangre (BUN)	Azote d'urée dans le sang
Noche	Nuit
Nódulo auriculoventricular	Noeud atrio-ventriculaire
Noradrenalina	Noradrénaline
Novecientos	Neuf cents
Novena semana	Neuvième semaine

Noveno mes	Neuvième mois
Noventa	Neuvième
Noventa	Quatre-vingt-dix
Nuca	Nuque
Nudo	Nodule
Nueve	Neuf
Número	Numéro
Nutrimento (nutriente)	Nutriment (élément nutritif)
Obesidad	Obésité
Obstetricia	Obstétrique
Ochenta	Quatre-vingts
Ocho	Huit
Ochocientos	Huit cents
Octava semana	Huitième semaine
Octavo	Huitième
Octavo mes	Huitième mois
Oftalmoscopia	Ophtalmoscopie
Óido	Oreille
Oído medio	Oreille moyenne
Ojo	Oeil
Ojos llorosos	Yeux larmoyants
Ombligo (pupo)	Ombilic (nombril)
Once	Onze
Operación quirúrgica	Opération chirurgicale
Opioide	Opioïde
Órbita	Orbite de l'oeil
Órgano	Organe
Orientación	Orientation
Orina	Urine
Orina de color marrón	Urine marron
Orina de color rojo	Urine rouge
Orina turbia	Urine opaque
Orinal	Pot de chambre
Ortopedia	Orthopédie
Oscilaciones del humor	Saute d'humeur
Osteoartropatía hipertrófica (enfermedad de Bamberger-Marie)	Ostéo-arthropathie hypertrophiante de Pierre Marie (syndrome de Marie-Bamberger)
Osteoporosis	Ostéoporose
Otoscopía	Otoscopie
Ovario	Ovaire
Ovogénesis	Ovogenèse
Ovulación	Ovulation
Ovulación dolorosa	Douleurs ovulatoires (mittelschmerz)
Óvulo	Ovule
Oxicodona	Oxycodone
Oxitocina	Ocytocine (oxytocine)

Pabellón auricular (aurícula)	Pavillon auriculaire
Pabellón de enfermedades infecciosas	Salle maladies infectieuses
Paciente	Patient (malade)
Padrastro	Envie de l'ongle
Padre	Père
Padre (primario)	Géniteur
Padre biológico	Parent biologique
Paladar	Palaise
Paladar óseo	Palais osseux
Palangana (ajofaina)	Cuvette
Palidez	Pâleur
Palma	Paume
Palmas de las manos calientes y mojadas	Paumes des mains chaudes et humides
Palpación	Palpation
Palpitación	Palpitation
Pañal	Couche-culotte
Páncreas	Pancréas
Pancreas aberrante	Pancréas aberrant
Pandemia	Pandémie
Pantorrilla	Mollet
Pantuflas	Chausson
Papelera	Poubelle
Paperas (parotiditis)	Oreillons (parotidite virale)
Papila gustativa	Papille gustative
Paracetamol	Paracétamol
Parafina	Paraffine
Parálisis	Paralysie
Parálisis cerebral	Infirmité motorice cérébrale
Paranoia	Paranoïa
Parathormona (hormona paratiroidea, paratirina)	Parathormone (hormone parathyroïdienne)
Parche de nicotina	Timbre à la nicotine
Pared abdominal	Face de la cavité abdominale
Paresis	Parésie
Paridad	Parité
Paro cardiaco (parada cardiorrespiratoria)	Arrêt cardiaque (arrêt ventilatoire, arrêt cardio-respiratoire)
Párpado	Paupière
Parte superior del brazo	Partie supérieure du bras
Parto	Accouchement (naissance)

Parto a término	Accouchement à terme	**Pérdida de sangre ma-yor durante la menstruación (menorragia)**	Cycle menstruel anormalement excessice (ménorragie)
Parto en agua	Accouchement dans l'eau	**Pérdida de sangre por la nariz (epistaxis)**	Saignement de nez (épistaxis)
Parto patológico	Accouchement pathologique	**Pérdida de sangre uterina (metrorragia)**	Saignement de l'utérus (métrorragie)
Parto postérmino	Naissance après terme	**Pérdida del apetito**	Perte d'appétit
Parto pretérmino	Prématurité	**Pérdida del sentido del gusto (ageusia)**	Perte du sens du goût (agueusie)
Parto prolongado	Accouchement prolongé	**Pérdida del sentido del olfato (anosmia)**	Perte de la sensibilité aux odeurs (anosmie)
Pasta	Pâte	**Pérdida del sentido del tacto**	Perte du sens du toucher
Pasta de dientes (dentífrico)	Dentifrice	**Perfil biofísico fetal**	Profil biophysique foetal
Pasta de óxido de zinc	Pommade à l'oxyde de zinc	**Pericardio**	Péricarde
Pastilla	Pastille	**Periné (perineo)**	Périnée
Patear	Coups de pied	**Periodontitis (piorrea)**	Parodontite
Patología	Pathologie	**Peritoneo**	Péritoine
Pecho	Torse	**Peritonitis meconial**	Péritonite méconiale
Pecho hundido (pectus excavatum)	Thorax en entonnoir (pectus excavatum)	**Peso al nacer**	Poids de naissance
Pectus carinatum	Pectus carinatum	**Pestaña**	Cil
Pediatría	Pédiatrie	**Petequia**	Pétéchie
Pelea	Combat	**Pezón**	Mamelon (papille)
Pelo	Poil	**Pezón invertido**	Téton ombiliqué
Pelvigrafía	Pelvigraphie	**pH-metría fetal**	pH-métrie foetale
Pelvimetría	Pelvimétrie	**Piamadre**	Pie-mère
Pelvis	Bassin osseux	**Picadura de garrapata infectada**	Piqûre de tique infectée
Pelvis contraída	Bassin contracté	**Picadura de mosquito infectado**	Piqûre de moustique infecté
Pene (falo)	Pénis	**Pie**	Pied
Penicilina	Pénicilline	**Pie calcáneo**	Pied calcanéus
Percusión	Percussion	**Pie cavo (pes cavus)**	Pied creux
Pérdida de capacidad de producir lenguaje (afasia)	Perte d'habileté d'expression du langage (mutisme, aphasie)	**Pie equinovaro (talipes equinovarus, pie bot, pie retorcido)**	Pied-bot (pied-bot équin)
Pérdida de fuerza muscular (astenia)	Affaiblissement de l'organisme (asthénie)	**Pie plano (pes planus, arcos vencidos)**	Pied plat (pes planus)
Pérdida de la capacidad auditiva	Perte d'ouïe	**Pie valgo**	Pied valgus
Pérdida de la memoria	Perte de mémoire	**Piedra en el riñon (cálculo renal, litiasis renal)**	Calcul rénal (néphrolithiase, lithiase urinaire)
Pérdida de la mitad del campo visual (hemianopsia)	Perte de la vue dans une moitié du champ visuel (hémianopsie)	**Piel**	Peau
Pérdida de peso	Amaigrissement	**Pielografía retrógrada**	Urétéro-pyélographie rétrograde
Pérdida de pulso	Absence de pouls		
Pérdida de sangre a través del ano (rectorragia)	Saignement anal (rectorragie)		

Español	Français	Español	Français
Pielonefritis (infección urinaria alta)	Pyélonéphrite (infection bactérienne des voies urinaires hautes)	**Preservativo (condón, profiláctico)**	Préservatif
Pierna	Jambe	**Presión sanguínea baja (hipotensión)**	Baisse de la pression artérielle (hypotension artérielle)
Pieza	Morceau	**Presión venosa central**	Pression veineuse centrale
Pijama (piyama)	Pyjama	**Primer mes**	Premier mois
Píldora anticonceptiva	Contraception orale	**Primer trimestre**	Premier trimestre
Pinzas	Brucelles	**Primera menstruación (menarquia)**	Première période de menstruations (ménarche)
Pitidos en el oído (acúfeno, tinnitus)	Acouphène	**Primera semana**	Première semaine
Placa dental	Plaque dentaire	**Primero**	Premier
Placenta	Placenta	**Primeros auxilios**	Premiers secours
Placenta accreta	Placenta accreta	**Primigesta**	Primigeste
Placenta previa	Placenta praevia	**Progesterona**	Progestérone
Plagiocefalia	Plagiocéphalie	**Progesterona de placenta**	Progestérone placentaire
Planta del pie	Plante	**Prolactina**	Prolactine
Plaqueta (trombocito)	Thrombocyte	**Prolapso del cordón umbilical**	Prolapsus du cordon ombilical
Plasma sanguíneo	Plasma sanguin	**Prolapso del útero**	Prolapsus de l'utérus
Pletismografía	Pléthysmographie	**Próstata**	Prostate
Pleura	Plèvre	**Protector solar**	Crème solaire
Pleura parietal	Plèvre pariétale	**Protectores talón/codo antiescaras**	Talonnières et coudières
Pleura visceral	Plèvre viscérale	**Proteína**	Protéine
Poción	Potion	**Proteínas en la orina**	Protéines dans les urines
Polidactilia	Polydactylie	**Proteinuria**	Protéinurie (excès de protéines dans l'urine)
Pólipo	Polype	**Prueba de aclaramiento de urea sanguínea**	Épruve d'élimination de l'urée sanguine
Pólipo cervical	Polype au col de l'utérus	**Prueba de alfa-fetoproteína**	Test d'alpha-foetoprotéine
Pólipo de colon	Polype du côlon	**Prueba de Coombs indirecta**	Réaction de Coombs indirecte
Pólipo endometrial	Polype utérin	**Prueba de embarazo**	Test de grossesse
Polisomnografía	Polysomnographie (polygraphie du sommeil)	**Prueba de emplasto (prueba del parche)**	Patch test
Polución química	Pollution chimique	**Prueba de gases en la sangre**	Prélèvement des gaz du sang
Polvo	Poudre	**Prueba de la bencidina**	Analyse fécale de benzidine
Polvo liquido	Poudre fluide	**Prueba de la fenolsulfonftaleína**	Épruve à la phéno-sulfonphtaléine
Por la mañana	Le matin		
Por la noche	Le soir		
Por vía oral	Par voie orale		
Porfiria	Porphyrie		
Poro	Pore		
Posición de nalgas	Présentation podalique (présentation du siège)		
Posición de Trendelenburg	Position de Trendelenburg		
Potasio	Potassium		
Preeclampsia	Pré-éclampsie		
Premolar	Prémolaire		
Prepucio	Prépuce		
Presencia de pus en la orina (piuria)	Présence de pus dans l'urine (pyurie)		

Español	Français
Prueba de la función hepática con bromosulfaleína	Test de la brome-sulfonephtaléine
Prueba de Papanicolau	Test PAP
Prueba de Weber	Test de Weber
Prueba del aliento con urea	Test respiratoire à l'urée
Prueba rápida para estreptococo	Test de diagnostic rapide du streptocoque
Pruebas de embarazo	Test de grossesse
Pruebas de función hepática	Explorations fonctionnelles hépatiques
Pruebas de laboratorio	Analyse médicale (examens de biologie médicale)
Pruebas de serología	Analyse sérologique
Prurito (picazón, comezón, rasquiña)	Prurit
Psicoestimulante	Psychostimulant
Psicólogo	Psychologue
Psiconeurosis	Psychonévrose
Psicopatía	Psychopathie
Psicosis	Psychose
Psicosis postparto	Psychose puerpérale
Psiquiatría	Psychiatrie
Pubertad precoz	Puberté précoce
Pubis	Os pubien
Puerperio	Post-partum
Puerta	Porte
Pulidor de los dientes	Vernis à dents
Pulmón	Poumon
Pulmones	Poumons
Pulpa dentaria	Pulpe dentaire
Pulso acelerado	Fréquence du pouls accélérée
Punción aspiración con aguja fina	Forage-biopsie
Punción lumbar	Ponction lombaire (rachicentèse)
Punción suboccipital	Ponction sous-occipitale
Punción transtorácica aspirativa con aguja ultrafina	Ponction transthoracique percutanée à l'aiguille fine
Pupila	Pupille
Pupilas dilatadas	Pupilles dilatées
Pupilas pequeñas	Pupilles diminuées
Purgante (purgativo)	Purgatif
Purificación	Purification
Púrpura	Purpura
Pus	Pus
Pústula	Pustule
Quemadura	Brûlure
Quemadura eléctrica	Brûlure électrique
Queratina	Kératine
Quijada	Mâchoire
Quimioterapia	Chimiothérapie
Quince	Quinze
Quinientos	Cinq cents
Quinta semana	Cinquième semaine
Quinto	Cinquième
Quinto mes	Cinquième mois
Quirófano	Bloc opératoire
Quiste	Kyste
Quiste ovárico	Kyste ovarien
Rabia	Rage
Radiación	Radiation
Radio	Radius
Radiografía	Radiographie
Radiografía de esófago, estómago y duodeno tomada con comida baritada	Radiographie de l'abdomen en bouillie de sulfate de baryum
Radiografía de hueso (radiografía ósea)	Radiographie des os
Radiografía de la columna vertebral (radiografía vertebral)	Radiographie de la colonne vertébrale
Radiografía de tórax	Radiographie de thorax
Radiografía dental	Radiographie dentaire
Radiología	Radiographie
Raíz del diente	Racine dentaire
Rango de movimiento articular limitado	Mobilité atriculaire limitée
Rasguño	Égratignure
Reacción adversa a medicamento	Effets indésirables d'un médicament
Reanimación	Réanimation
Receptor de un órgano	Receveur de greffe
Receta	Ordonnance médicale
Recién nacido pre-término	Nouveau-né prématuré

Rectal	Rectal
Rectoscopia	Rectoscopie
Recuperación	Guérison
Reflejo patelar	Réflexe rotulien
Refractomería	Réfractométrie
Refugiado	Réfugié
Régimen (dieta)	Régime alimentaire
Regreso del contenido alimentario a través del esófago (regurgitación)	Retour à la bouche du contenu de l'estomac (régurgitation)
Rehabilitación	Réhabilitation
Relación sexual dolorosa (coitalgia, dispareunia)	Douleur lors du rapport sexuel (dyspareunie)
Relajante muscular (miorrelajante)	Myorelaxant
Repelente de insectos	Répulsif d'insectes
Repelente de mosquitos	Répulsif antimoustiques
Reponerse (recuperarse)	Se remettre (se guérir)
Reproducción asistida	Procréation médicalement assistée
Resección transuretral de la próstata	Résection transurétrale de la prostate
Resfriado común (resfrío)	Rhume
Respiración	Respiration
Respiración artificial	Ventilation artificielle
Respiración periódica (respiración de Cheynes-Stokes)	Respiration Cheynes-Stokes
Respiración rápida (taquipnea)	Respiration accélérée (tachypnée)
Respiración superficial	Respiration superficielle
Respuestas psicofisiológicas lentas	Réponses psycho-physiologiques lentes
Retención de orina	Rétention d'urine
Retina	Rétine
Retinopatía diabética	Rétinopathie diabétique
Retorcimiento anormal del intestino (vólvulo)	Volvulus
Retraso de la pubertad	Puberté tardive
Retraso mental	Retard mental (handicap mental)
Retroversión del útero	Utérus rétroversé
Rigidez de las articulaciones	Raideur articulaire
Rigidez de nuca (cuello rígido)	Raideur de nuque (raideur méningée)
Riñón	Rein
Rociada	Spray
Rodilla	Genou
Ronquera	Enrouement
Roséola (exantema súbito)	Roséole (exanthème subit, sixième maladie)
Rótula (patela)	Rotule (patella)
Rubéola	Rubéole
Ruptura (rotura)	Rupture
Ruptura de membrana	Rupture des membranes
Ruptura del aneurisma	Rupture d'anévrisme
Ruptura prematura de membrana	Rupture prématurée des membranes
Sábana	Drap
Sábana de hule para la incontinencia	Protège-matelas
Sabañón	Engelure
Sacaleches	Tire-lait
Saco amniótico	Amnios (sac amniotique)
Saco de hernia (saco herniario)	Sac herniaire
Sala (pabellón)	Salle
Sala de espera	Salle d'attente
Sala de partos	Salle d'accouchement
Salicilato	Salicylate
Saliva	Salive
Salvador (rescatador)	Sauveur
Sangrado externo (hemorragia externa)	Saignement externe (hémorragie externe)
Sangrado interno (hemorragia interna)	Saignement interne (hémorragie interne)
Sangrado venoso (hemorragia venosa)	Saignement veineux
Sangre	Sang

Sangre en el esputo (hemoptisis)	Sang dans l'expectoration (hémoptysie)
Sangre en el líquido cefalorraquídeo	Sang dans le liquide cérébro-spinal
Sangre en la orina (hematuria)	Sang dans les urines (hématurie)
Sangre en las heces (hematochezia)	Sang dans les selles (hématochézie)
Sarampión	Rougeole (1re maladie)
SARM	SARM
Sarpullido (erupción, eccema)	Rash (eczéma)
Sebo cutáneo	Sébum
Sed	Soif
Seda dental (hilo dental)	Fil dentaite
Sedativo	Sédatif
Segunda semana	Deuxième semaine
Segundo	Deuxième
Segundo	Seconde
Segundo mes	Deuxième mois
Segundo trimestre	Deuxèmetrimestre
Seguro de salud	Assurance maladie
Seis	Six
Seiscientos	Six cents
Semana	Semaine
Semen (esperma)	Sperme
Semicoma	Semi-coma
Señal de alarma	Signal d'alarme
Seno	Sinus
Sensación de ardor	Sensation cuisante
Sensación de miedo	Sensation de peur
Sensación exagerada de los estímulos táctiles (hiperestesia)	Hypersensibilité aux stimuli extérieurs (hyperesthésie)
Sensibilidad al dolor (algesia)	Sensibilité à la douleur (algésie)
Sepsis	Sepsis
Sepsis puerperal	Septicémie puerpérale
Septicemia	Septicémie
Séptima semana	Septième semaine
Séptimo	Septième
Séptimo mes	Septième mois
Sequedad de la boca (xerostomía)	Sècheresse de la bouche (xèrostomie)
Sequedad de los ojos (xeroftalmia)	Oeil sec (kérato-conjonctivite sèche)
Servicio	Toilette (cabinet)
Servicios médicos de emergencia	Aide médicale urgente
Sesenta	Soixante
Setecientos	Sept cents
Setenta	Soixante-dix
Sexta semana	Sixième semaine
Sexto	Sixième
Sexto mes	Sixième mois
Shunt	Pontage (shunt)
Sialografía	Sialographie
Sialorrea (ptialismo)	Hypersialorrhée (ptyalisme)
SIDA (síndrome de inmunodeficiencia adquirida)	SIDA (syndrome d'immunodéficience acquise)
Sien	Tempe
Siete	Sept
Sífilis	Syphilis (vérole)
Sigmoidoscopia	Sigmoïdoscopie
Signo de Chadwick	Signe de Chadwick
Signos vitales	Signes vitaux
Silla de evacuación	Chaise d'évacuation
Silla de ruedas	Fauteuil roulant (charriot, charrette)
Sinapsis	Synapse
Síncope	Syncope
Síndrome de abstinencia	Sevrage
Síndrome de alcoholismo fetal	Syndrome d'alcoolisation foetale
Síndrome de aspiración de meconio	Syndrome d'aspiration méconiale
Síndrome de bebé flácido	Syndrome du bébé mou
Síndrome de decompresión (enfermedad de los buzos, mal de presión)	Maladie de décompression (maladie des plongeurs, maladie des caissons)
Síndrome de Down (trisomía 21)	Syndrome de Down (trisomie 21)
Síndrome de Edwards (trisomía del 18)	Syndrome d'Edwards (trisomie 18)
Síndrome de la clase turista	Thrombose du voyageur
Síndrome de muerte súbita del lactante (muerte en cuna)	Syndrome de mort subite du nourrisson
Síndrome de Patau (trisomía en el par 13)	Syndrome de Patau (trisomie 13)

Síndrome del maullido del gato (síndrome de Lejeune)	Maladie du cri du chat (syndrome de Lejeune)	**Sorberse la nariz (moqueo)**	Renifler
Síndrome doloroso	Syndrome de douleur	**Sordera**	Surdité
Síndrome postrombótico	Syndrome post-thrombotique	**Succión**	Succion
Síndrome premenstrual	Syndrome prémenstruel (SPM)	**Sudor**	Sueur
Síndrome prodrómico	Phase prodromique	**Sudor nocturno**	Sueurs nocturnes
Sinostosis radiocubital	Synostose radio-ulnaire	**Suero**	Sérum
Síntoma	Symptôme	**Suero fisiológico**	Solution physiologique
Sistema Internacional de Unidades	Système international d'unités	**Suicidio**	Suicide
Sistema nervioso parasimpático	Système nerveux parasympatique (système vagal)	**Sulfonamida**	Sulfamidé
Sistema nervioso simpático	Système nerveux orthosympathique (système nerveux sympathique)	**Supositorio**	Suppositoire
Sobaco (axila)	Aisselle	**Supositorio vaginal**	Ovule (suppositoire vaginal)
Sobredosis	Surdose	**Supresión de la secreción de orina**	Arrêt de la sécrétion d'urine
Sobredosis de medicamentos	Surdose du médicament	**Suturar la herida**	Suture de la plaie
Sobredosis por droga	Surdose de drogue	**Tacto rectal**	Toucher rectal
Sodio	Sodium	**Taladro**	Perceuse
Sofocos	Bouffée de chaleur	**Tálamo**	Thalamus
Solubilizantes (comprimidos dispersables en agua)	Comprimé effervescent	**Talla de un neonato**	Taille corporelle du nouveau-né
Solución limpiadora de lentes de contacto	Solution nettoyante pour lentilles	**Talón (calcañar)**	Talon
Soluto	Solution	**Tampón**	Tampon hygiénique
Somnolencia	Somnolence	**Tanque de oxígeno**	Réservoir d'oxygène
Sonambulismo (noctambulismo)	Somnabulisme	**Taquicardia**	Tachycardie
Sonda	Sonde	**Tarde**	Après-midi
Sonda de alimentación	Sonde d'alimentation	**Tarso**	Tarse
Sonda de drenaje	Drain	**Té**	Thé
Sonda endotraqueal	Sonde d'intubation endotrachéale	**Tejido**	Tissu
Sonidos de tripas (borborigmo)	Gargouillements (borborygme)	**Tejido graso (tejido adiposo)**	Tissu adipeux (masse grasse)
Soplo del corazón	Souffle cardiaque	**Telencéfalo**	Télencéphale (cerveau)
Sopor	Sopor	**Temblor**	Tremblement
		Temblor en las manos	Tremblement des mains
		Temperatura corporal baja (hipotermia)	Température corporelle basse (hypothermie)
		Tendinitis en el antebrazo	Tendinite de l'avant-bras
		Tendón	Tendon
		Tener gases (flatulencia)	Pet (flatulence, vesse)
		Tensiómetro (esfigmomanómetro)	Tensiomètre (sphygmomanomètre)
		Tensión de la pared abdominal	Tension de la paroi stomacale
		Terapeuta ocupacional	Ergothérapeute
		Terapia de sustitución hormonal	Hormonothérapie de substitution
		Tercer mes	Troisième mois

Tercer trimestre Troisième trimestre
Tercera semana Troisième semaine
Tercero Troisième
Termómetro Thermomètre
Test cutaneos de alergia (prick) Test de la piqûre
Test de Mantoux (PPD) Test Mantoux (test PPD)
Test de tolerancia oral a la glucosa Test de tolérance orale au glucose (TTOG)
Test de Waaler-Rose Réaction de Waaler Rose
Testículo Testicule
Testosterona Testostérone
Tétanos (tétano) Tétanos
Tetraciclina Tétracycline
Tetralogía de Fallot Tétralogie de Fallot
Tic Tic
Tiempo Temps
Tiempo de protrombina Taux de prothrombine
Tiempo de tromboplastina parcial activado Temps de céphaline activée (TCA)
Tijeras Ciseau
Timo Thymus
Tímpano Tympan
Tímpanocentesis Tympanocentese
Timpanometría Tympanométrie
Tintura Teinture
Tira adhesiva sanitaria Pansement
Tiroides Thyroïde
Tiroiditis de Hashimoto Thyroïdite de Hashimoto
Tirotoxicosis Thyréotoxicose
Tirotropina (TSH, hormona estimulante de la tiroides) Thyréostimuline (thyréotropine)
Tiroxina (tetrayodotironina, T4) Thyroxine
Tisana (infusión de hierbas) Tisane
Toalla sanitaria (compresa, pantiprotector) Serviette hygiénique (protège-slip)
Tobillo Cheville (cou-de pied)
Tocólogo (obstetra) Obstétricien
Tomografía Tomographie
Tomografía computada Tomodensitométrie (TDM)
Tomografía por emisión de positrones Tomographie par émission de positrons
Tónico Tonique
Tonometría Tonométrie oculaire
Toracoscopia Thoracoscopie
Torpeza en las extremidades Membres sourds
Torsión testicular Torsion testiculaire
Tortícolis Torticolis
Tos Toux
Tos productiva Toux productive
Tos seca (tos perruna) Toux sèche
Toxoplasmosis Toxoplasmose
Tracción Traction
Tramadol Tramadol
Transfusión Transfusion
Transpiración (sudación) Sudation
Transplante de riñón Transplantation rénale
Tráquea Trachée
Traslucencia nucal Clarté nucale
Trasplante Greffe (transplantation)
Trastorno alimentario Trouble de conduite alimentaire
Trastorno bipolar (psicosis maníaco-depresiva) Trouble bipolaire (psychose maniaco-dépressive)
Trastorno de la audición Trouble de l'audition
Trastorno de la diferenciación sexual Trouble de la différenciation sexuelle
Trastorno de la micción Trouble de la miction
Trastorno de la visión Trouble de la vue
Trastorno de movimiento Trouble du mouvement
Trastorno de personalidad Trouble de la personnalité
Trastorno del comportamiento Trouble du comportement
Trastorno del equilibrio Trouble de l'équilibre
Trastorno del lenguaje (disfasia) Trouble de l'apprentissage du langage (dysphasie)
Trastorno del sueño Trouble du sommeil
Trastorno límite de la personalidad Personnalité borderline

Trastorno menstrual	Troubles du cycle menstruel	**Trompa de Falopio (tuba uterina, oviducto)**	Trompes de Fallope
Trastorno por estrés postraumático	Trouble de stress post-traumatique	**Tronco**	Tronc
		Tronco del encéfalo	Tronc cérébral
Trata de personas	Trafic d'êtres humains	**Tubo de ensayo**	Tube à essai
		Tumor	Tumeur
Tratamiento (terapia)	Thérapie (traitement curatif)	**Tumor benigno**	Tumeur bénigne
		Tumor de saco vitelino	Tumeur du sac vitellin
Trauma	Trauma		
Trece	Treize	**Úlcera (llaga)**	Ulcère
Treinta	Trente	**Úlcera de decúbito**	Escarre (plaie de lit, ulcère de décubitus)
Tres	Trois		
Trescientos	Trois cents	**Úlcera gástrica**	Ulcère de l'estomac
Trichomonas vaginalis	Trichomonas vaginalis	**Úlcera varicosa**	Ulcère veineux
Trigésima semana	Trentième semaine	**Última menstruación**	Dernièr période menstruelle
Trigésimo	Trentième		
Trigésimo cuarta semana	Trente-quatrième semaine	**Ultrasonido focalizado de alta intensidad (HIFU)**	Ultrasons focalisés de haute intensité
Trigésimo cuarto	Trente-quatrième		
Trigésimo novena semana	Trente-neuvième semaine	**Ultrasonografía (ecografía)**	Échographie
Trigésimo noveno	Trente-neuvième	**Uña**	Ongle
Trigésimo octava semana	Trente-huitième semaine	**Uña encarnada (onicocriptosis)**	Ongle incarné (onychocryptose)
Trigésimo octavo	Trente-huitième	**Undécima semana**	Onzième semaine
Trigésimo primera semana	Trente-et-unième semaine	**Undécimo**	Onzième
		Ungüento (pomada)	Pommade
Trigésimo primero	Trente-et-unième	**Unidad de cuidados intensivos**	Unité de soins intensifs
Trigésimo quinta semana	Trente-cinquième semaine	**Uno**	Un
Trigésimo quinto	Trente-cinquième	**Urea**	Urée (carbamide)
Trigésimo segunda semana	Trente-deuxième semaine	**Uremia (acumulación en la sangre de los productos tóxicos por un fallo renal)**	Urémie (le taux de l'urée dans le sang)
Trigésimo segundo	Trente-deuxième		
Trigésimo séptima semana	Trente-septième semaine		
Trigésimo séptimo	Trente-septième	**Uréter**	Uretère
Trigésimo sexta semana	Trente-sixième semaine	**Ureteroscopía**	Urétéroscopie
		Uretra	Urètre
Trigésimo sexto	Trente-sixième	**Uretrografía**	Urétrographie
Trigésimo tercera semana	Trente-troisième semaine	**Urobilinógeno en orina**	Urobilinogène dans les urines
Trigésimo tercero	Trente-troisième	**Urocultivo**	Uroculture
Triglicérido	Triglycéride	**Urografía**	Urographie
Triiodotironina	Triiodothyronine	**Urografía intravenosa**	Urographie intra-veineuse
Trimestre	Trimestre		
Trisomía	Trisomie	**Urticaria**	Urticaire
Tromboembolismo	Accident thromboembolique	**Úvula**	Voile du palais
		Vacuna	Vaccin
Tromboflebitis	Thrombophlébite	**Vacunación**	Vaccination (inoculation)
Trombosis	Thrombose		
Trombosis venosa	Thrombose veineuse	**Vagina**	Vagin

Vaginosis bacteriana	Vaginose bactérienne
Válvula	Valve
Válvula bicúspide (válvula mitral)	Valve mitrale (valve bicuspide)
Válvula cardiaca (válvula de corazón)	Valve cardiaque
Válvula sigmoidea aórtica	Valve aortique
Válvula tricúspide	Valve tricuspide
Varicela	Varicelle
Varices	Varices
Vaso linfático	Vaisseau lymphatique
Vaso sanguíneo	Vaisseau sanguin
Vasodilatador	Vasodilatateur
Veinte	Vingt
Veintidós	Vingt-deux
Veintiuno	Vingt et un
Vejiga urinaria	Vessie
Vellosidad intestinal	Villosité intestinale
Vellosidades coriónicas	Villosités choriales
Velocidad de sedimentación globular	Vitesse de sédimentation
Vena	Veine
Vena cava inferior	Veine cave inférieure
Vena cava superior	Veine cave supérieure
Vena porta	Veine porte
Venas varicosas de las piernas	Varices des membres inférieurs
Venda	Bandage
Veneno	Poison
Ventana	Fenêtre
Ventrículo	Ventricule
Ventrículo cardíaco	Ventricule cardiaque
Ventrículo cerebral	Ventricule cérébral
Ventriculografía	Ventriculographie
Vénula	Veinule (vénule)
Verruga	Verrue
Verruga genital (condiloma acuminata)	Verrue génitale
Vértebra	Vertèbre
Vértebra coccígea	Vertèbre coccygienne
Vértebra lumbar	Vertèbre lombale
Vértebra sacra	Vertèbre sacrale
Vértebra torácica	Vertèbre thoracique
Vértice craneal	Vertex
Vértigo	Vertige
Vértigo posicional paroxístico benigno	Vertige paroxystique positionnel bénin
Vesícula biliar	Vésicule biliare (cholécyste)
Vesícula seminal	Vésicule séminale (glande vésiculeuse)
Vestíbulo	Vestibule
Vía biliar	Voie biliaire
Vía sublingual	Sublingual
Viabilidad de espermatozoides	Viabilité du sperme
Viagra	Viagra (citrate de sildénafil)
Víctima	Victime
Vigésima semana	Vingtième semaine
Vigésimo	Vingtième
Vigésimo cuarta semana	Vingt-quatrième semaine
Vigésimo cuarto	Vingt-quatrième
Vigésimo novena semana	Vingt-neuvième semaine
Vigésimo noveno	Vingt-neuvième
Vigésimo octava semana	Vingt-huitième semaine
Vigésimo octavo	Vingt-huitième
Vigésimo primera semana	Vingt-et-unième semaine
Vigésimo primero	Vingt-et-unième
Vigésimo quinta semana	Vingt-cinquième semaine
Vigésimo quinto	Vingt-cinquième
Vigésimo segunda semana	Vingt-deuxième semaine
Vigésimo segundo	Vingt-deuxième
Vigésimo séptima semana	Vingt-septième semaine
Vigésimo séptimo	Vingt-septième
Vigésimo sexta semana	Vingt-sixième semaine
Vigésimo sexto	Vingt-sixième
Vigésimo tercera semana	Vingt-troisième semaine
Vigésimo tercero	Vingt-troisième
Violación	Viol
Virus	Virus
Visión doble (diplopía)	Vision double (diplopie)
Visita	Visite
Visitante	Visiteur
Vitamina	Vitamine
Vitamina A (retinol)	Vitamine A (rétinol)
Vitamina B1 (tiamina)	Vitamine B1 (thiamine)

Vitamina B10 (vitamina R)	Vitamine B10 (vitamine R)	**Zinc (cinc)**	Zinc
Vitamina B11 (vitamina S)	Vitamine B11 (carnitine)	**Zoonosis**	Zoonose
Vitamina B12 (ciancobalamina)	Vitamine B12 (cobalamine)		
Vitamina B2 (riboflavina)	Vitamine B2 (riboflavine)		
Vitamina B3 (niacina, vitamina PP)	Vitamine B3 (nicotinamide, PP)		
Vitamina B4 (adenina)	Vitamine B4 (adénine)		
Vitamina B5 (ácido pantoténico)	Vitamine B5 (acide pantothénique)		
Vitamina B6 (piridoxina)	Vitamine B6 (pyridoxine)		
Vitamina B7 (inositol)	Vitamine B7 (inositol)		
Vitamina B8 (biotina)	Vitamine B8 (biotine)		
Vitamina B9 (ácido fólico)	Vitamine B9 (acide folique)		
Vitamina D2 (ergocalciferol)	Vitamine D2 (ergocalciférol)		
Vitamina D3 (colecalciferol)	Vitamine D3 (cholécalciférol)		
Vitamina D4	Vitamine D4		
Vitamina D5 (sitocalciferol)	Vitamine D5 (sitocalciférol)		
Vitamina E (alfatocoferol)	Vitamine E (tocophérol)		
Vitamina J (colina)	Vitamine J (choline)		
Vitamina K (filoquinona)	Vitamine K (phylloquinone)		
Vitamina L1 (ácido antranílico)	Vitamine L1 (acide anthranilique)		
Vitamina P (flavonoide)	Vitamine P (flavonoïde)		
Vitamine C (enantiómero L de ácido ascórbico)	Vitamine C (acide ascorbique)		
Vitíligo	Vitiligo		
Volumen residual de orina	Volume urinaire résiduel		
Vómer	Vomer		
Vómito (emesis)	Vomissement		
Vómito de sangre (hematemesis)	Vomissement de sang (hématémèse)		
Vómito sin náusea (vómito cerebral)	Vomissement en fusée sans effort		
Vulva	Vulve		
Yeyuno	Jéjunum		
Yodo (iodo)	Iode		
Yunque	Enclume		

ABOUT THE AUTHOR

Edita Ciglenečki is medical translator with Academic degrees in Biomedical Sciences and Public Health Sciences. Besides Croatian, being her mother tongue, she is a holder of international diplomas in English, French and Italian language. For many years she worked as a medical professional inside the travel industry. This dictionary is the product of her own working experience built on her passion for travelling, medicine and language skills.

www.ingramcontent.com/pod-product-compliance
Lightning Source LLC
LaVergne TN
LVHW011715230826
846091LV00015BA/4163

* 9 7 8 1 9 8 4 0 8 3 4 1 8 *